PANDUAN PESAKIT
PESAKIT

Laringektomi

SEBUAH TERJEMAHAN
"THE LARYNGECTOMEE GUIDE" OLEH PROF DR ITZHAK BROOK

PANEL PENTERJEMAH

PROF DR MARINA MAT BAKI
PROF DR MOHD RAZIF MOHAMAD YUNUS
PROF DR PRIMUHARSA PUTRA SABIR HUSIN ATHAR
PROF MADYA DR MAWADDAH AZMAN

Panduan Pesakit Laringektomi

Sebuah terjemahan daripada buku

"The Laryngectomee Guide"

THE LARYNGECTOMEE GUIDE MALAYSIAN EDITION

ITZHAK BROOK, MD, MSC

PANEL PENTERJEMAH

PROF DR MARINA MAT BAKI

PROF DR MOHD RAZIF MOHAMAD YUNUS

PROF DR PRIMUHARSA PUTRA SABIR HUSIN ATHAR

PROF MADYA DR MAWADDAH AZMAN

Penyunting

Prof Madya Dr Mawaddah binti Azman (UKM)

Prof Dr Marina Mat Baki (UKM)

Panel penterjemah

Prof Dr Marina Mat Baki (UKM)

Prof Dr Mohd Razif Mohamad Yunus (UKM)

Prof Dr Primuharsa Putra Sabir Husin Athar (KPJUC)

Prof Madya Dr Mawaddah binti Azman (UKM)

Prakata

Pemandiri laringektomi merujuk kepada pesakit kanser peti suara yang meneruskan kehidupan mereka setelah melalui pembedahan pembuangan peti suara (laringektomi) akibat kanser tersebut yang mungkin diikuti rawatan radioterapi dan/atau kemoterapi. Pemandiri larongektomi terpaksa mengharungi cabaran demi cabaran untuk beradaptasi dengan pelbagai fungsi badan yang berubah, dan inilah yang menjadi tumpuan utama penulisan ini.

Buku in saya tujukan kepada kepada semua rakan-rakan pesakit laringektomi dan keluarga terdekat mereka di atas kesabaran dan ketabahan yang telah mereka tonjolkan.

Saya juga amat berterima kasih di atas pertolongan yang telah diberikan oleh Joyce Reback Brook dan Carole Kaminsky di atas pertolongan mereka menyunting buku ini. Rajah-rajah yang digunakan di dalam buku panduan ini dicetak dengan kebenaran Atos Medical Inc.

Dr Brook bukanlah seorang pakar otorinolaringologi dan pembedahan kepala dan leher. Buku panduan ini tidak boleh menggantikan rawatan daripada doktor yang bertauliah.

Isi Kandungan

Pendahuluan xi

PANDUAN PESAKIT LARINGEKTOMI XIV

B A B   S A T U 15
Diagnosis dan Rawatan 15
Kanser Peti Suara..15

Pendahuluan...15

Diagnosis Kanser Laring 17

Rawatan Kanser Laring.................................20

Kesimpulan..24

B A B   D U A 25
**Pembedahan   Laringektomi: Kesan
pembedahan,   mendapatkan   pandangan
kedua dan mengawal kesakitan**...................25

Pendahuluan..25

Kesan Pembedahan Laring 27

Persediaan menjalani pembedahan......................28

Mendapatkan pandangan kedua 29

Mengawal kesakitan selepas pembedahan...........31

Kesimpulan..32

B A B   T I G A 33

Kesan sampingan rawatan radioterapi untuk Kanser Kepala dan Leher 33

Pendahuluan..33

Kesan sampingan jangka masa pendek.............35

Kerosakan kulit..36

Kekeringan mulut 36

Perubahan deria rasa.....................................37

Keradangan mukosa orofaring (mukositis)........37

Kesakitan oro-fasial 38

Mual dan muntah...39

Kelesuan (keletihan)......................................41

Kesan sampingan lain.....................................42

Kesan sampingan jangka masa panjang............42

Kekurangan air liur yang kekal 42

Osteoradionekrosis tulang rahang 43

Fibrosis dan trismus 45

Masalah penyembuhan luka 46

Limfedema..47

Hipotiroidisme...47

Kerosakan saraf..47

Kerosakan telinga (ototoksisiti) 48

Kerosakan struktur leher................................49

Hipertensi akibat kerosakan reseptor 49

Kesimpulan...51

BAB EMPAT 52

Kesan sampingan rawatan kemoterapi untuk Kanser Kepala dan Leher 52

Pendahuluan...52

Kesan sampingan kemoterapi 54

BAB LIMA 60
Limfedema, dan masalah kebas selepas pembedahan 60

Limfedema..61

Kebas selepas pembedahan 65

BAB ENAM 67
Kaedah pertuturan selepas pembedahan laringektomi 67

Pertuturan trakeo-esofageal 69

Pertuturan esofagus.................................71

Alat elektrolaring.................................72

Kaedah lain untuk bertutur 74

Pernafasan diafragma 75

Menambah kelantangan suara dengan menggunakan penguat suara 76

BAB TUJUH 77
Kahak dan penjagaan respiratori.................77

Pengeluaran kahak dan peningkatan kelembapan udara 78

Penjagaan saluran pernafasan dan leher terutamanya pada musim sejuk dan di tempat tinggi 81

Menggunakan mesin penyedut 83

Batuk berdarah 84

Selesema 85

Pemulihan pernafasan.....................................85

BAB LAPAN 88
Penjagaan Stoma 88

Penjagaan am 89

Iritasi kulit di sekitar stoma 91

Melindungi stoma daripada air ketika mandi 92

Masalah tersedak melalui stoma.......................93

BAB SEMBILAN 96
Alat penukar haba dan kelembapan (Heat and Moisture Exchanger, HME)....................96

Kelebihan penggunaan HME............................97

Kesan penapis HME kepada pernafasan seorang pemandiri laringektomi.....................................99

Pemakaian tapak HME....................................100

Penggunaan alat HME bebas tangan 103

(hands free HME) 103

Pemakaian HME pada waktu malam................106

Menyembunyikan HME 106

Tidak menutup stoma 107

BAB SEPULUH 109

Penggunaan dan penjagaan..............................109

Prostesis suara trakeo-esofageal.......................109

Pendahuluan 109

Jenis-jenis Prostesis Suara...............................110

Apa perlu dibuat jika prostesis bocor atau
tercabut? 112

Sebab-sebab kebocoran prostesis......................112

Tidak digalakkan untuk terus menambah diameter
prostesis..115

Menghalang kebocoran pada prostesis suara ...117

Apa perlu dibuat jika prostesis jenis tinggal di
dalam mengalami kebocoran? 118

Membersihkan prostesis suara 121

Menghalang pertumbuhan kulat pada prostesis
suara 123

Penggunaan *Lactobacillus* untuk menghalang
pertumbuhan kulat 125

BAB SEBELAS 127

Fungsi makan, menelan dan deria bau 127

Mengekalkan nutrisi yang mencukupi sebagai
pemandiri laringektomi......................................128

Cara membuang (atau menelan) makanan yang
tersekat di kerongkongan 130

Masalah refluks..132

Bercakap ketika makan untuk pemandiri
laringektomi...136

Kesukaran menelan 137

Ujian yang digunakan untuk menilai kesukaran menelan................................141

Penyempitan esofagus dan masalah menelan....142

Dilatasi (pelebaran) esofagus 144

Penggunaan Botox® 145

Fistula faringo-kutanius 147

Deria bau selepas laringektomi 147

BAB DUA BELAS 149
Masalah perubatan sesudah radioterapi dan pembedahan..............................149

Mengurus kesakitan 150

Gejala kanser kepala dan leher 152

Penyebaran kanser kepala dan leher 153

Hormon tiroid rendah (hipotiroidisme) dan rawatannya 154

Mencegah kesilapan perubatan dan pembedahan 158

BAB TIGA BELAS 162
Langkah pencegahan, vaksinasi dan rawatan susulan................................162

Vaksinasi influenza................................164

Vaksinasi untuk bakteria pneumokokal (*penumococcal*)................................167

Mengelakkan merokok dan alkohol 167

BAB EMPAT BELAS 169

Kesihatan gigi dan rawatan oksigen hiperbarik .169

Rawatan oksigen hiperbarik 172

BAB LIMA BELAS 177
Masalah psikologi 177

Masalah kemurungan...179

Mengatasi kemurungan 182

Masalah bunuh diri di kalangan pesakit kanser
kepala dan leher 185

Menghadapi masa depan yang tidak menentu..187

Menjaga mereka yang disayangi dengan kanser 191

Sumber sokongan sosial dan emosi 193

Sumber sokongan...193

Beberapa faedah menjadi pemandiri laringektomi
....194

BAB ENAM BELAS 196
Penggunaan pengimejan dalam diagnosis dan
rawatan susulan 196
BAB TUJUH BELAS 202
Rawatan kecemasan resusitasi kardio-pulmonari
(CPR) dan penjagaan pemandiri laringektomi
ketika melalui pembedahan bius penuh 202

Cara komunikasi yang digunakan oleh pemandiri
laringektomi..205

Perbezaan antara pernafasan leher total dan separa
....205

Persediaan untuk memberi bantuan pernafasan. 207

Memastikan penjagaan kecemasan yang sepatutnya diberikan kepada pemandiri laringektomi..212

Menjalani prosedur atau pembedahan sebagai pemandiri laringektomi..................213

Panduan resusitasi kardiopulmonari (CPR).....215

BAB LAPAN BELAS 218
Melancong sebagai pemandiri laringektomi 218

Penjagaan salur pernafasan semasa dalam penerbangan komersial 219

Apa yang perlu dibawa ketika melancong ? 221

Menyediakan kit maklumat kesihatan dan bekalan yang penting 223

BAB SEMBILAN BELAS 225
Pemandiri laringektomi dan pandemik COVID-19 225

Langkah-langkah pencegahan COVID-19 227

Pandemik COVID-19 dan rawatan kanser kepala dan leher 231

Pengesanan COVID-19 pada pemandiri laringektomi..233

Rujukan..235
Mengenai penulis.................................238

Indeks..239

Pendahuluan

Saya merupakan seorang doktor perubatan yang menjadi seorang pesakit laringektomi pada tahun 2008. Saya disahkan meghidap kanser peti suara (laring) pada tahun 2006 dan pada mulanya telah menerima rawatan radioterapi. Dua tahun kemudiannya, kanser tersebut telah kembali semula dan doktor telah menyarankan pembedahan laringektomi total untuk merawat kanser pada ketika itu. Pada waktu saya menulis buku ini, lima tahun telah berlalu selepas pembedahan laringektomi total dan saya bersyukur kerana tiada tanda kanser tersebut berulang semula.

Setelah menjadi seorang pesakit tanpa peti suara (laringektomi), saya sedar betapa besarnya kesukaran yang dialami oleh pesakit laringektomi baru dalam mempelajari cara-cara untuk menangani penjagaan diri selepas pembedahan. Pelbagai cabaran terpaksa diharungi termasuk penjagaan salur pernafasan, mengatasi kesan sampingan radioterapi, belajar hidup dengan kesan sampingan pembedahan, perasaan gundah kerana tidak pasti tentang apa yang akan terjadi pada masa akan datang, serta bergelut dengan kecelaruan psikologi, sosial, masalah perubatan dan masalah gigi. Saya juga telah belajar mengenai kesukaran menjadi pemandiri kanser kepala dan leher. Ini kerana kanser ini dan rawatannya telah memberi kesan buruk kepada kefungsian manusia yang utama termasuk komunikasi, nutrisi dan interaksi sosial.

Masa yang berlalu, perlahan-lahan memberi ruang kepada saya mengadaptasi kehidupan sebagai seorang pemandiri laringektomi. Saya menyedari bahawa penyelesaian kepada kebanyakan masalah yang saya alami bukan sahaja berpandukan kepada pengetahuan perubatan semata-mata tetapi lebih kepada pengalaman percubaan dan kesilapan. Saya juga menyedari bahawa suatu penyelesaian yang berkesan untuk seseorang pemandiri laringektomi mungkin tidak berkesan untuk pemandiri laringektomi yang lain. Ini adalah kerana terdapat kepelbagaian dalam sejarah perubatan, kecenderungan anatomi dan personaliti yang mempengaruhi penyelesaian yang mungkin berbeza. Walaubagaimanapun, terdapat beberapa prinsip asas yang boleh diguna pakai untuk semua pemandiri laringektomi. Saya bernasib baik kerana telah menerima banyak nasihat dan rawatan daripada pakar perubatan, pakar pertuturan dan rakan-rakan pemandiri laringektomi yang lain dalam usaha untuk mengatasi kebanyakan cabaran yang saya hadapi untuk hidup sebagai seorang yang bergelar pemandiri laringektomi.

Tahun-tahun yang berlalu menyedarkan saya bahawa seorang pemandiri laringektomi yang telah lama melalui pembedahan juga mampu memperbaiki kualiti hidup mereka dengan mempelajari teknik-teknik penjagaan diri yang lebih baik. Disebabkan itu, saya telah membangunkan sebuah laman web (http://dribrook.blogspot.com/) untuk membantu pesakit laringektomi dan individu-individu lain dengan kanser kepala dan leher. Laman web ini mengandungi informasi mengenai aspek perubatan, pergigian, psikologi dan mengandungi pautan video tentang bantuan pernafasan serta kuliah-kuliah yang berinformatif.

Buku panduan ini adalah berdasarkan laman web saya dan ia bertujuan memberi maklumat yang berguna bagi membantu pemandiri laringektomi dan penjaga mereka mengatasi pelbagai permasalahan merangkumi isu-isu perubatan, pergigian dan psikologi. Ia mengandungi maklumat mengenai kesan sampingan radioterapi dan kemoterapi, cara-cara bertutur selepas laringektomi, penjagaan salur pernafasan, penjagaan stoma, alat penukar haba dan kelembapan (*heat and moisture exchange filter*) dan prostesis suara. Tambahan lagi, saya ada menyentuh mengenai isu pemakanan dan penelanan, masalah gigi, kecelaruan psikologi, pernafasan dan anestesia serta berjalan jauh sebagai seorang pemandiri laringektomi.

Buku panduan ini tidak dapat menggantikan penjagaan dan rawatan profesional daripada doktor yang bertauliah tetapi diharapkan boleh menjadi panduan berguna kepada pemandiri laringektomi dan penjaga-penjaga mereka dalam kelangsungan hidup dan menghadapi cabaran yang mendatang.

Panduan Pesakit
Laringektomi

Diagnosis dan Rawatan Kanser Peti Suara

Pendahuluan

Kanser yang bermula di kawasan peti suara dikenali sebagai kanser laring sementara kanser yang bermula di kawasan faring dikenali sebagai kanser hipofaring (kawasan hipofaring adalah kawasan faring yang berada di sisi dan di belakang laring). Kedua-dua jenis kanser ini adalah sangat dekat antara satu sama lain dan prinsip rawatannya adalah serupa dan mungkin melibatkan pembedahan laringektomi total.[1] Walaupun perbincangan yang seterusnya melibatkan kanser laring, ianya boleh juga diguna pakai untuk kanser hipofaring.

Kanser laring terjadi apabila sel-sel kanser membiak di laring. Laring mengandungi peti suara, yang bergetar untuk menghasilkan bunyi yang kedengaran apabila getarannya bergema melalui tekak, mulut dan hidung.

Laring terbahagi kepada tiga kawasan anatomik utama iaitu *glottis* (pita suara), *supraglottis* (di atas pita suara, termasuk *epiglottis, arytenoid, false cord* dan *aryepiglottic fold*) dan *subglottis* (di bawah pita suara). Walaupun kanser boleh terjadi di mana-mana kawasan anatomik laring, kebanyakan kanser laring berasal dari kawasan *glottis*. Kanser *supraglottis* kurang kerap terjadi berbanding kanser *glottis* dan *subglottis* pula paling jarang.

Kanser laring dan hipofaring boleh merebak secara langsung kepada struktur-struktur badan yang berhampiran, secara metastasis ke kelenjar limfa di kawasan leher atau lebih jauh melalui salur darah ke organ-organ lain badan seperti paru-paru dan hati. Kanser jenis skuamus merangkumi 90 ke 95 peratus daripada kanser laring dan hipofaring.

Tabiat merokok dan pengambilan alkohol yang berterusan merupakan faktor risiko utama kanser laring. Pendedahan kepada virus human papilloma (HPV) telah dikaitkan dengan kanser orofaring secara lebih kerap berbanding dengan kanser laring dan hipofaring.

Menurut sebuah kajian retrospektif di sebuah hospital rujukan di Kuala Lumpur, terdapat sekitar sembilan ke sepuluh pemandiri laringektomi baru pada setiap tahun di antara tahun 1981 hingga 1988 sahaja.[2] Bilangan laringektomi saban tahun ini dilihat berada dalam pola menurun kerana bilangan perokok tegar telah berkurang di samping terdapat pendekatan terapeutik baru yang dapat menyelamatkan peti suara pesakit kanser laring.

Diagnosis Kanser Laring

Gejala penyakit kanser laring adalah termasuk:

1. Nafas berbunyi (bunyi nafas yang nyaring dalam frekuensi tinggi)
2. Batuk berterusan (dengan atau tanpa darah)
3. Kesukaran untuk menelan
4. Benjolan di dalam tekak
5. Suara serak yang tidak pulih walaupun telah dua minggu berlalu
6. Sakit leher dan telinga
7. Sakit tekak yang tidak pulih selepas dua minggu walaupun telah mengambil antibiotik
8. Benjolan di leher
9. Kurang berat badan tanpa disedari

Gejala kanser laring bergantung kepada lokasi anatomik kanser tersebut. Serak suara yang berterusan adalah gejala awal kanser peti suara. Gejala yang lewat termasuklah kesukaran menelan, sakit telinga dan batuk berdarah. Kanser *supraglottis* berkemungkinan besar dikesan pada tahap lewat dimana pesakit mengalami gejala kesukaran bernafas atau pembengkakan kelenjar limfa di leher. Gejala penyakit kanser *subglottis* kebiasaannya adalah perubahan suara dan kesukaran bernafas ketika melakukan aktiviti berat.

Tiada satu ujian darah pun yang boleh mendiagnos kanser secara tepat. Pemeriksaan yang terperinci terhadap seseorang pesakit merangkumi riwayat penyakit dan pemeriksaan fizikal diikuti dengan ujian diagnostik. Banyak ujian diperlukan untuk memastikan seseorang pesakit menghidap kanser atau masalah lain (seperti jangkitan kuman) yang boleh menyerupai gejala penyakit kanser.

Pemeriksaan diagnostik yang tepat digunakan untuk mengesahkan atau menidakkan kehadiran kanser, memantau kemajuan, dan merancang serta menilai keberkesanan sesebuah rawatan. Dalam keadaan tertentu, ujian ulangan adalah perlu sekiranya pesakit mengalami gejala yang baru, sampel yang diambil tidak mencukupi atau tidak berkualiti, atau terdapat keputusan yang tidak normal dan perlu disiasat secara lebih lanjut. Ujian-ujian diagnostik ini adalah seperti pengimejan, ujian makmal, biopsi ketumbuhan, pemeriksaan endoskopi, pembedahan atau ujian genetik.

Ujian-ujian dan prosedur-prosedur berikut mungkin membantu dalam mengesan dan mengenalpasti tahap kanser laring. Sebahagian ujian ini juga akan menentukan jenis rawatan yang paling sesuai diberikan kepada seseorang pesakit:

1. Pemeriksaan fizikal kepala dan leher: Ini membolehkan doktor menemui kelenjar limfa di leher yang membesar dan melihat tekak dengan menggunakan cermin khas untuk mengesan sekiranya ada struktur yang tidak normal

2. Endoskopi: Adalah satu prosedur yang mana endoskop (gentian bercahaya dalam tiub boleh lentur) dimasukkan melalui hidung atau mulut ke bahagian atas pernafasan hingga ke laring, bagi membolehkan doktor melihat struktur yang ingin diperiksa secara langsung

3. Laringoskopi: Adalah satu prosedur untuk memeriksa laring menggunakan cermin atau laringoskop (tiub besi dengan gentian bercahaya yang tidak boleh lentur)

4. Pengimejan tomografi komputer (*computed tomography*, *CT scan*): adalah satu prosedur yang menghasilkan siri imej bahagian badan secara terperinci yang diambil dari arah yang berbeza. Bahan kontras atau pewarna yang disuntik membolehkan visualisasi organ atau tisu badan yang membengkak

5. Pengimejan resonan magnetik (*magnetic resonance imaging*, *MRI*): Adalah satu

prosedur yang menggunakan magnet dan gelombang radio untuk menghasilkan siri imej bahagian-bahagian dalam badan yang terperinci

6. Ujian telan barium (*barium swallow*): Adalah satu prosedur untuk memeriksa esofagus dan perut yang mana pesakit menelan cecair barium yang akan melapisi esofagus dan perut, dan seterusnya sinaran X (*x-ray*) akan diambil

7. Biopsi: Adalah satu prosedur yang melibatkan pengambilan tisu yang kemudiannya akan dikaji menggunakan mikroskop untuk mengenalpasti kehadiran sel-sel kanser

Potensi untuk sembuh dari kanser laring adalah bergantung kepada:

1. Sejauh mana kanser itu telah merebak (tahap (*stage*))
2. Ciri-ciri sel-sel kanser di bawah mikroskop (gred)
3. Lokasi dan saiz kanser
4. Umur, jantina, dan kesihatan am pesakit

Rawatan Kanser Laring

Individu yang menghidap kanser laring peringkat awal atau kanser yang bersaiz kecil mungkin boleh dirawat dengan pembedahan atau radioterapi. Mereka yang kansernya pada peringkat lewat, memerlukan kombinasi rawatan. Ini mungkin melibatkan pembedahan dan kombinasi radioterapi dan kemoterapi, yang biasanya diberi dalam lingkungan masa yang sama.

Rawatan sasaran adalah satu lagi pilihan rawatan yang secara khususnya diberikan kepada pesakit kanser laring peringkat lewat. Rawatan sasaran ini dilakukan dengan memberikan ubat-ubatan dan bahan lain yang boleh mengganggu molekul khusus yang terlibat secara langsung dalam pertumbuhan dan perkembangan kanser laring.

Pilihan rawatan bergantung, terutamanya kepada kesihatan am pesakit, lokasi kanser, dan sama ada kanser tersebut telah merebak ke bahagian lain badan.

Satu pasukan pakar-pakar perubatan biasanya akan bekerjasama dalam merancang rawatan yang akan diberikan, seperti berikut:

1. Pakar telinga, hidung dan tekak (pakar otolaringologi)
2. Pakar bedah kepala dan leher
3. Pakar onkologi (kanser)

Anggota kesihatan lain yang bekerjasama dengan pakar-pakar di dalam pasukan tersebut adalah seperti doktor gigi, pakar bedah plastik, pakar bedah rekonstruktif, pakar pertuturan dan penelanan, jururawat onkologi, pegawai dietetik, dan kaunselor kesihatan mental.

Pilihan jenis rawatan bergantung kepada:

1. Sejauh mana kanser itu telah merebak (tahap)

2. Lokasi dan saiz kanser
3. Pengekalan kebolehan pesakit untuk bercakap, makan dan bernafas senormal yang mungkin.
4. Sama ada kanser berulang semula selepas rawatan

Pasukan perubatan perlu menerangkan pilihan rawatan kepada pesakit dan apakah kesan rawatan tersebut, termasuk juga kesan sampingannya. Pesakit perlu mempertimbangkan pilihan rawatan tersebut dengan berhati-hati dan faham bagaimana rawatan-rawatan ini memberi kesan kepada kebolehan untuk makan, menelan, dan bercakap, serta sama ada rawatan ini akan mengubah penampilan semasa dan selepas rawatan. Pesakit dan pasukan perubatan boleh berbincang bersama dalam menentukan rancangan rawatan yang sesuai dengan keperluan dan jangkaan pesakit.

Rawatan sokongan untuk mengawal kesakitan dan gejala-gejala lain boleh mengurangkan kesan sampingan dan kebimbangan emosi. Ini perlulah dilakukan sebelum, semasa, dan selepas rawatan kanser.

Pesakit perlu diberi penerangan yang jelas sebelum mereka membuat keputusan. Sekiranya perlu, mereka boleh mendapatkan pandangan kedua dari pakar perubatan dan pembedahan yang lain. Adalah wajar sekiranya pertemuan untuk perbincangan dengan pasukan perubatan ini dihadiri oleh keluarga atau kawan terdekat kerana mereka ini boleh membantu pesakit dalam membuat keputusan, seterusnya memilih rawatan yang terbaik.

Ini adalah cadangan soalan-soalan yang boleh ditanya kepada pasukan perubatan:

1. Apakah saiz, lokasi dan tahap kanser?
2. Apakah pilihan rawatan? Adakah ianya pembedahan, radioterapi atau kemoterapi, atau kombinasi rawatan ini?
3. Apakah jangkaan kesan sampingan, risiko dan faedah bagi setiap rawatan?
4. Bagaimana untuk mengendalikan kesan sampingan?
5. Bagaimanakah bunyi pertuturan yang terhasil selepas menjalani setiap jenis rawatan?
6. Apakah kebarangkalian untuk makan secara normal?
7. Apakah persediaan sebelum menerima rawatan?
8. Apakah rawatan tersebut memerlukan pesakit duduk di dalam hospital dan berapa jangka masanya?
9. Berapakah jangkaan kos rawatan, dan adakah ianya ditanggung oleh pihak insuran?
10. Bagaimanakah rawatan ini mempengaruhi hidup, pekerjaan dan aktiviti normal seharian?
11. Adakah keterlibatan dalam kajian klinikal satu pilihan yang baik?
12. Bolehkah doktor yang merawat memberi cadangan doktor lain yang boleh memberi pandangan yang kedua?
13. Apakah kekerapan dan jangka masa rawatan susulan selepas rawatan kanser tersebut?

Kesimpulan

Serak suara yang berterusan merupakan gejala awal kanser peti suara, justeru ianya perlu dipandang serius. Gejala lewat kanser ini termasuklah kesukaran menelan, sakit telinga dan batuk berdarah. Diagnosa kanser tergantung kepada pemeriksaan biopsi dan pilihan rawatan yang pelbagai perlu dipertimbangkan oleh seseorang pesakit sebelum mereka membuat keputusan. Sekiranya perlu, pandangan kedua boleh diperolehi daripada pakar perubatan dan pembedahan yang lain.

BAB DUA

Pembedahan Laringektomi: Kesan pembedahan, mendapatkan pandangan kedua dan mengawal kesakitan

Pendahuluan

Pembedahan adalah sebahagian daripada rawatan kanser laring. Pakar bedah boleh menggunakan pisau bedah atau laser untuk membuang kanser yang telah tumbuh di kawasan laring. Pembedahan laser dilakukan dengan menggunakan alat yang mengeluarkan cahaya yang tinggi untuk memotong dan membuang tisu dalam badan.

Secara amnya, ada dua jenis pembedahan untuk membuang kanser laring.

1. Membuang sebahagian daripada laring. Pakar bedah hanya membuang sebahagian laring yang di selaputi kanser
2. Membuang keseluruhan laring. Pakar bedah membuang keseluruhan laring dan sebahagian tisu di sekeliling laring

Kelenjar limfa yang berdekatan atau yang mengumpul kanser juga dibuang semasa pembedahan.

Pesakit juga mungkin perlu menjalani pembedahan rekonstruktif untuk menampal atau membaik pulih tisu yang terlibat. Pakar bedah perlu mengambil tisu dari bahagian badan lain untuk membaik pulih tisu yang terpaksa dibuang di laring atau faring. Pembedahan rekonstruktif ini kadang kala dilakukan pada masa yang sama semasa kanser dibuang atau pada masa yang lain.

Pemulihan selepas pembedahan mengambil masa, dan ini bergantung kepada banyak faktor yang khusus bagi seseorang pesakit laringektomi.

Kesan Pembedahan Laring

Kesan pembedahan boleh meliputi kesemua di bawah atau sebahagian daripadanya:

1. Bengkak di tekak dan leher
2. Kesakitan setempat
3. Kepenatan
4. Peningkatan pengeluaran air liur
5. Perubahan pada keadaan fizikal
6. Kebas dan ketegangan otot
7. Trakeostomi (lubang pernafasan di leher)

Kebanyakan individu lemah atau penat sejurus selepas pembedahan, bengkak di leher dan mengalami kesakitan serta tidak selesa untuk beberapa hari . Ubat penahan sakit boleh mengurangkan gejala tersebut.

Pembedahan boleh mengubah kebolehan untuk menelan, makan atau bertutur . Walau bagaimanapun, bukan semua kesan tersebut akan kekal selama-lamanya. Hal ini akan dibincangkan secara terperinci di bab yang lain (lihat Bab 6 dan 10). Jika pesakit kehilangan keupayaan bertutur selepas pembedahan, pesakit boleh berkomunikasi dengan cara menulis pada kertas, papan tulis, telefon bimbit atau komputer. Sebelum pembedahan, individu tersebut digalakkan merekod suara dalam mesin jawapan automatik atau mel suara untuk memberitahu pemanggil akan kesukaran bertutur selepas pembedahan.

Alat elektrolaring boleh digunakan untuk bertutur beberapa hari selepas pembedahan . (lihat Bab 6 , Alat elektrolaring) . Oleh kerana leher masih berada dalam keadaan bengkak dan luka jahitan masih belum sembuh selepas pembedahan , getaran dari dalam mulut dengan menggunakan suatu tiub seumpama penyedut minuman, menjadi pilihan.

Persediaan menjalani pembedahan

Sebelum membuat keputusan untuk menjalani pembedahan, adalah sangat mustahak untuk berbincang dengan mendalam bersama pakar bedah mengenai semua pilihan rawatan dan pembedahan termasuk kesan jangka masa pendek dan panjang untuk setiap satu pilihan rawatan. Pesakit yang terpaksa menjalani pembedahan mungkin cemas dan mengalami tekanan perasaan yang besar. Oleh itu, sangat penting untuk pesakit membawa teman (seperti ahli keluarga atau rakan karib) semasa sesi perbincangan bersama pakar bedah. Adalah penting untuk bertanya dan berbincang secara terperinci mengenai setiap kemusykilan yang ada. Penerangan secara berulang-ulang kadang kala perlu untuk pemahaman yang lebih jelas. Sangat mustahak untuk bersedia dengan soalan kepada pakar bedah sebelum perjumpaan atau rawatan susulan dan kemudiannya menulis jawapan yang diperolehi agar setiap aspek pembedahan dapat difahami sepenuhnya.

Sebagai tambahan daripada konsultasi dengan pakar bedah, adalah penting untuk berjumpa profesional kesihatan di bawah, sekiranya perlu :

1. Pakar perubatan Dalaman/ Pakar perubatan Keluarga
2. Pakar untuk penyakit yang spesifik seperti pakar jantung, pakar paru-paru dan sebagainya
3. Pakar Onkologi dan Radioterapi
4. Pakar Bius
5. Doktor gigi
6. Pakar Pertuturan dan Penelanan
7. Pekerja Sosial atau Kaunselor
8. Pakar dietetik

Adalah sangat mustahak untuk berjumpa individu lain yang telah menjalani pembedahan pembuangan peti suara/ laring (laringektomi). Individu ini boleh membimbing tentang pilihan suara selepas pembedahan, berkongsi pengalaman dan memberi sokongan emosi.

Mendapatkan pandangan kedua

Apabila berdepan dengan suatu diagnosa baru yang memerlukan pilihan rawatan dibuat, adalah amat mustahak untuk mendapatkan pandangan kedua. Ini adalah kerana ada kemungkinan terdapat kaedah rawatan perubatan dan pembedahan berbeza yang boleh diberikan, jadi pandangan kedua (atau mungkin ketiga) adalah penting. Pendapat daripada pakar onkologi atau bedah yang berpengalaman dalam penyakit/ isu ini adalah sangat mustahak. Terdapat beberapa situasi dimana kesan sesebuah rawatan itu tidak dapat diundur selepas diberi. Oleh itu, dalam memilih kaedah rawatan, perbincangan bersama pakar kedua (atau ketiga) adalah sangat penting.

Ada individu mungkin enggan meminta rujukan untuk berjumpa pakar lain untuk pandangan kedua. Ini mungkin disebabkan pesakit risau bahawa perbuatan tersebut akan menyebabkan rasa kurang yakin atas keupayaan seseorang pakar yang merawat. Walaubagaimanapun, kebanyakan pakar menggalakkan pesakit untuk mendapat pandangan kedua dan tidak merasa terkesan atau terhina atas permintaan tersebut. Malah, kebanyakan insuran perubatan menerima baik amalan ini.

Pandangan doktor kedua mungkin seiring dengan diagnosa dan pelan rawatan doktor pertama. Atau, doktor kedua mungkin mencadangkan pelan rawatan yang berbeza. Keadaan ini tentunya memberi lebih maklumat kepada pesakit dan membawa kepada kawalan kendiri yang lebih baik. Pesakit akan lebih berkeyakinan dalam membuat keputusan, setelah mengetahui semua pilihan yang ada.

Pengumpulan data perubatan dan proses rujukan kepada doktor lain mungkin mengambil masa dan usaha yang lebih. Secara keseluruhan , kelewatan dalam memulakan rawatan tidak akan menyebabkan rawatan seterusnya kurang efektif. Walau bagaimanapun, pesakit perlu berbincang bersama pakar berkenaan mengenai kemungkinan kelewatan rawatan untuk mendapatkan pandangan kedua atau ketiga.

Ada beberapa cara untuk mencari pakar untuk mendapatkan pandangan kedua. Pesakit boleh mendapat rujukan ke pakar kedua dari pakar yang merawat, persatuan perubatan setempat atau negeri, dari hospital berdekatan, atau dari universiti perubatan. Pada kebiasaannya, pesakit kanser ingin mendapatkan rawatan dengan segera dan menjalani pembedahan membuang kanser secepat mungkin, jadi proses memperolehi pandangan kedua mungkin perlu dipercepatkan.

Mengawal kesakitan selepas pembedahan

Tahap kesakitan yang dialami selepas pembedahan laringektomi (atau pembedahan kepala dan leher lain) adalah subjektif. Secara amnya, semakin besar sesebuah pembedahan, semakin bertambah kesakitan yang akan dialami oleh pesakit. Pembedahan yang melibatkan penggantian semula tisu (rekonstruktif) seperti pemindahan tisu dari otot dada, tisu dari lengan tangan, peha, usus kecil atau perut, akan menyebabkan lebih kesakitan dan jangka masa sakit yang lebih lama.

Kesakitan bertambah jika pembedahan leher yang radikal turut dijalankan. Pada ketika ini, kebanyakan pesakit akan menjalani pembedahan leher yang telah dimodifikasi, dan bukan lagi radikal, dimana saraf spinal tidak dibuang. Jika saraf spinal dibuang atau dipotong semasa pembedahan, pesakit akan mengalami rasa kurang selesa, tegang dan kurang pergerakan di bahagian bahu untuk jangka masa lama. Rasa kurang selesa ini boleh dikurangkan dengan senaman dan terapi fizikal.

Untuk individu yang mengalami sakit kronik selepas laringektomi, atau pembedahan kepala dan leher yang lain, penilaian oleh pakar anestetik biasanya sangat membantu . (Lihat Bab 12).

Kesimpulan

Pembedahan membuang kanser peti suara terbahagi kepada pembedahan separa di mana hanya sebahagian daripada laring yang di selaputi kanser dibedah dan pembedahan total membuang keseluruhan laring. Kesan-kesan pembedahan adalah berbeza bagi setiap jenis pembedahan. Justeru itu, penerangan secara terperinci daripada pasukan perubatan yang merawat dapat membantu pesakit memilih pelan rawatan yang efektif dan bersesuaian.

BAB TIGA

Kesan sampingan rawatan radioterapi untuk Kanser Kepala dan Leher

Pendahuluan

Rawatan radioterapi (RT) merupakan salah satu rawatan yang digunakan untuk merawat kanser kepala dan leher.[3] Matlamat utama rawatan ini adalah untuk membunuh sel-sel kanser. Memandangkan sel-sel kanser membahagi pada kadar yang lebih cepat berbanding sel-sel normal, sel-sel kanser ini berkemungkinan termusnah apabila terdedah kepada radiasi. Sel-sel normal yang terdedah kepada radiasi akan turut termusnah, tetapi secara amnya dapat kembali pulih kepada keadaan sedia kala selepas melalui proses penyembuhan.

Pakar onkologi (kanser) akan memperhalusi pelan rawatan, jumlah dos yang akan diberikan dan jadual rawatan sebelum memulakan rawatan RT. Pelan rawatan dan dos RT bergantung kepada jenis dan lokasi kanser tersebut, keadaan kesihatan pesakit dan rawatan-rawatan lain yang sedang atau telah diterima oleh seseorang pesakit.[4]

Kesan sampingan rawatan RT terbahagi kepada kesan jangka masa pendek dan panjang. Kesan jangka masa pendek berlaku sepanjang menerima rawatan RT hingga 2-3 minggu sesudah menerima rawatan RT. Kesan jangka masa panjang pula berlaku sesudah tempoh tersebut hinggalah beberapa tahun kemudiannya.

Kebanyakan pesakit yang menjalani rawatan RT akan terkesan dengan kesan sampingan jangka masa pendek, yang kebanyakannya akan beransur pulih selepas suatu tempoh waktu yang tertentu. Walau bagaimanapun, kesan jangka masa panjang memerlukan penjagaan sepanjang hayat, justeru harus dikesan dan dirawat awal untuk mengelakkan sebarang komplikasi daripada kesan sampingan tersebut.

Pesakit kanser kepala dan leher harus diberi kaunseling mengenai kepentingan berhenti merokok. Ini adalah kerana amalan menghisap rokok secara kronik merupakan faktor penyebab utama kanser kepala dan leher, selain pengambilan alkohol secara berlebihan. Amalan menghisap rokok juga boleh mempengaruhi prognosis kanser yang sedang dirawat. Apabila seseorang pesakit terus merokok semasa dan sesudah menerima rawatan RT, kesan sampingan jangka masa pendek dan panjang termasuk keradangan saluran pemakanan dan kurang air liur akan menjadi lebih ketara. Pesakit yang meneruskan amalan menghisap rokok semasa menjalani rawatan RT mempunyai kadar kelangsungan hidup yang lebih buruk berbanding pesakit lain yang tidak merokok (Lihat bab 13).

Kesan sampingan jangka masa pendek

Kesan sampingan jangka masa pendek merangkumi inflamasi mukosa orofaring, kesukaran menelan, kesakitan ketika menelan, masalah suara, kekurangan air liur, kesakitan orofasial, inflamasi kulit, loya, muntah dan kurang berat badan. Kesan-kesan sampingan ini boleh mengganggu atau menangguh rawatan disebabkan keadaan kesihatan yang kurang memuaskan. Secara amnya, hampir kesemua pesakit mengalami kesan sampingan jangka masa pendek ini, yang selalunya akan beransur pulih selepas selesai menjalani rawatan.

Tahap keterukan kesan sampingan yang dialami pesakit dipengaruhi oleh dos, kaedah RT yang diberikan, lokasi ketumbuhan, sama ada ketumbuhan telah merebak atau tidak, tahap kesihatan pesakit dan tabiat-tabiat merbahaya seperti terus merokok atau mengambil alkohol.

Kerosakan kulit

Rawatan RT akan menyebabkan kerosakan kulit seumpama selaran matahari, yang boleh menjadi bertambah teruk dengan rawatan kemoterapi. Adalah dinasihatkan agar kawasan kulit yang terlibat dilindungi daripada terkena bahan kimia menghakis, sinaran matahari dan angin serta losyen atau salap yang boleh menyebabkan penetrasi RT menjadi lebih dalam, sekaligus memburukkan lagi kesan sampingan ini. Terdapat beberapa produk rawatan kulit yang boleh digunakan semasa rawatan RT untuk melembapkan dan melindungi kulit. Dapatkanlah nasihat doktor pakar onkologi tentang produk yang sesuai untuk anda gunakan.

Kekeringan mulut

Masalah kering mulut atau lebih dikenali *xerostomia* kerap kali terjadi disebabkan oleh dos RT yang diberikan dan jumlah tisu kelenjar air liur yang disinari RT. Meminum cecair yang mencukupi dan membilas serta berkumur dengan larutan garam dan soda yang lemah dapat membantu menyegarkan mulut, melonggarkan air liur yang pekat, dan mengurangkan rasa sakit yang ringan. Air liur buatan contohnya

Oral7® *mouthwash* dan pembasahan mulut yang berterusan dengan air juga boleh membantu meringankan kesan sampingan ini.

Perubahan deria rasa

Sinaran RT boleh menyebabkan perubahan deria rasa serta kesakitan kepada lidah. Kesan sampingan seperti itu boleh menjejaskan pengambilan makanan. Perubahan deria rasa dan sakit lidah akan beransur-ansur hilang pada kebanyakan pesakit dalam jangka masa enam bulan, walaupun dalam beberapa kes pemulihan deria rasa ini tidak lengkap sepenuhnya. Terdapat juga individu yang mengalami perubahan selera yang kekal.

Keradangan mukosa orofaring (mukositis)

Radiasi, serta kemoterapi, merosakkan mukosa orofaring, sehingga mukositis terjadi secara beransur-ansur, biasanya dua hingga tiga minggu setelah memulakan RT. Kejadian dan keparahannya bergantung pada luas kawasan yang disinari, jumlah dos dan tempoh RT. Kemoterapi boleh memperburukkan lagi keadaan ini. Mukositis boleh menyakitkan dan mengganggu pengambilan makanan.

Pengurusan merangkumi kebersihan mulut yang teliti, pengubahsuaian diet, dan ubat tahan sakit (anestetik) topikal yang digabungkan dengan solusi antasid dan antikulat (juga dikenali *cocktail*). Makanan pedas, berasid, tajam, atau panas harus dielakkan, begitu juga dengan alkohol. Jangkitan bakteria sekunder, virus (contohnya, *Herpes virus*), dan kulat (contohnya, *Candida sp*) boleh terjadi. Pengambilan ubat tahan sakit untuk mengawal kesakitan (menggunakan morfin atau gabapentin) mungkin disarankan sekiranya perlu.

Mukositis boleh menyebabkan kekurangan nutrien (zat) badan. Mereka yang mengalami penurunan berat badan atau masalah dehidrasi mungkin memerlukan kaedah pemakanan lain melalui tiub saluran makan atau tiub gastrostomi.

Kesakitan oro-fasial

Kesakitan oro-fasial kerap terjadi dikalangan pesakit dengan kanser kepala dan leher. Ianya berlaku pada separuh pesakit sebelum RT, lapan puluh peratus pesakit semasa rawatan dan kira-kira satu pertiga pesakit enam bulan selepas rawatan. Rasa sakit boleh disebabkan oleh mukositis yang mungkin diterukkan lagi oleh kemoterapi yang dijalani bersama dengan RT, dan oleh kerosakan akibat barah, jangkitan, keradangan, serta parut akibat pembedahan atau rawatan lain. Pengurusan kesakitan merangkumi penggunaan ubat tahan sakit (analgesik) dan narkotik. (Lihat pengurusan kesakitan dalam Bab 12).

Mual dan muntah

RT boleh menyebabkan mual atau loya. Secara kebiasaannya, ia bermula dua hingga enam jam selepas sesi RT dan biasanya berlangsung sekitar dua jam. Mual mungkin disertai atau tidak disertai dengan muntah.

Cara-cara penjagaan merangkumi:

1. Makan makanan dalam jumlah yang sedikit tetapi kerap sepanjang hari dan bukannya tiga hidangan yang besar. Mual sering bertambah teruk jika perut kosong
2. Makan perlahan-lahan, kunyah makanan sepenuhnya, dan tetap santai ketika sedang makan
3. Makan makanan sejuk atau pada suhu bilik. Bau makanan panas atau suam boleh menyebabkan rasa mual
4. Mengelakkan makanan yang sukar dicerna, seperti makanan pedas atau makanan yang tinggi lemak atau kuah yang berempah dan pekat
5. Rehat selepas makan. Semasa berbaring, kepala harus ditinggikan kira-kira 12 inci

6. Minum minuman dan cecair lain di antara waktu makan dan bukannya minum minuman dengan makanan
7. Minum 6-8 gelas cecair sehari untuk mengelakkan masalah dehidrasi. Minuman sejuk, ketulan ais atau jeli adalah digalakkan
8. Makan lebih banyak makanan pada waktu siang ketika seseorang kurang mual
9. Memberitahu penyedia perkhidmatan kesihatan sebelum setiap sesi rawatan apabila seseorang mengalami loya yang berterusan
10. Mengubati muntah berterusan dengan segera, kerana ini boleh menyebabkan dehidrasi
11. Mengambil ubat anti-mual sepertimana yang dinasihatkan oleh penyedia perkhidmatan kesihatan

Muntah berterusan boleh mengakibatkan tubuh kehilangan sejumlah besar air dan nutrien (zat). Sekiranya muntah berterusan lebih dari tiga kali sehari dan seseorang tidak minum cukup cecair, ia boleh menyebabkan masalah dehidrasi. Keadaan ini boleh menyebabkan komplikasi serius jika tidak dirawat.

Tanda-tanda dehidrasi termasuk:

1. Kurang air kencing
2. Air kencing gelap
3. Denyutan jantung yang laju
4. Sakit kepala
5. Kulit kering dan merekah
6. Lidah bersalut putih

7. Keresahan dan kekeliruan

Muntah yang berterusan dapat mengurangkan keberkesanan ubat-ubatan. Sekiranya muntah berterusan berlanjutan, RT mungkin dihentikan buat sementara waktu. Cecair yang diberikan secara intravena membantu tubuh mendapatkan semula nutrien dan elektrolit.

Kelesuan (keletihan)

Kelesuan adalah salah suatu kesan sampingan RT yang paling biasa terjadi. RT boleh menyebabkan keletihan secara kumulatif (keletihan yang meningkat dari masa ke semasa). Biasanya berlangsung bermula tiga hingga empat minggu setelah rawatan berhenti, tetapi boleh berlanjutan hingga dua hingga tiga bulan.

Faktor-faktor yang menyumbang kepada keletihan adalah kekurangan darah (*anemia*), penurunan pengambilan makanan dan cecair, ubat-ubatan, kekurangan hormon tiroid (hipotiroidisme), kesakitan, tekanan perasaan, kemurungan, dan kurang tidur (*insomnia*) dan rehat. Rehat, penjimatan tenaga, dan merawat faktor penyumbang di atas dapat mengurangkan keletihan.

Kesan sampingan lain

Kesan sampingan jangka masa pendek yang lain adalah kesukaran membuka mulut (*trismus*) dan masalah pendengaran (lihat di bawah).

Kesan sampingan jangka masa panjang

Kesan sampingan jangka masa panjang yang boleh dialami termasuklah masalah kehilangan air liur yang kekal, kerosakan tulang rahang akibat RT (osteoradionekrosis), kesan toksik kepada pendengaran dan kawalan keseimbangan (ototoksisiti), parut (*fibrosis*), limfedema, hipotiroidisme, dan kerosakan pada struktur leher.

Kekurangan air liur yang kekal

Walaupun mulut kering (*xerostomia*) beransur pulih pada kebanyakan pesakit selepas rawatan RT tamat, ada kemungkinan gejala ini berterusan untuk tempoh masa yang lama.

Pengurusan merangkumi pengganti air liur atau air liur buatan dan meneguk air dengan lebih kerap. Ini boleh menyebabkan kencing kerap pada waktu malam, terutama pada pesakit lelaki yang turut menghidap hipertrofi prostat dan pada mereka yang mempunyai pundi kencing yang kecil. Rawatan yang ada merangkumi ubat-ubatan seperti perangsang air liur *(sialagogues)*, *pilocarpine, amifostine, cevimeline*, dan akupunktur.

Osteoradionekrosis tulang rahang

Ini adalah komplikasi berpotensi parah yang mungkin memerlukan pembedahan lanjutan. Bergantung pada lokasi dan tahap penyakit, gejala boleh merangkumi rasa sakit, bau mulut yang tidak menyenangkan, perubahan rasa *(dysgeusia)*, kebas, kesukaran membuka mulut *(trismus)*, kesukaran mengunyah dan bertutur, pembentukan *fistula*, patah tulang rahang, penyebaran, atau jangkitan sistemik.

Tulang rahang (mandibula) adalah tulang yang paling kerap terkena, terutama pada pesakit yang terkena barah nasofaring. Penglibatan maksila jarang terjadi kerana peredaran darah ke kawasan tersebut adalah amat baik.

Cabutan gigi dan penyakit gigi di kawasan yang telah disinari RT adalah faktor utama yang menyebabkan osteoradionekrosis. (Lihat Bab 14). Dalam kebanyakan kes, pesakit perlu mencabut gigi sebelum RT jika gigi tersebut berada di lingkungan kawasan yang akan menerima radiasi dan terlalu reput untuk dipelihara dengan kaedah tampalan atau rawatan akar. Gigi yang tidak sihat boleh menjadi sumber jangkitan pada tulang rahang, yang sangat sukar untuk dirawat setelah menerima rawatan radiasi.

Rawatan lengkap gigi yang telah rosak atau berpenyakit sebelum RT dapat mengurangkan risiko komplikasi ini. Osteoradionekrosis ringan dapat dirawat secara konservatif dengan kaedah mencuci, antibiotik, dan kadang-kadang terapi ultrasound. Apabila nekrosis meluas, pembuangan secara radikal, diikuti dengan kaedah rekonstruktif semula mikrovaskular, sering digunakan.

Rawatan pergigian secara profilaksis sesudah menerima rawatan RT dapat mengurangkan masalah ini. (Lihat Bab 14) Contohnya, rawatan fluorida khas, dan pembersihan gigi secara berkala oleh pakar pergigian.

Terapi oksigen hiperbarik (HBO) sering diberikan kepada pesakit yang berisiko atau mereka yang mengalami osteoradionekrosis rahang. Walau bagaimanapun, data yang ada masih belum konklusif untuk menyokong manfaat klinikal HBO bagi mencegah dan merawat osteoradionekrosis. (Lihat Bab 14)

Pesakit harus mengingatkan doktor gigi mereka mengenai RT sebelum sebarang prosedur atau pembedahan pergigian. Osteoradionekrosis dapat dicegah dengan pemberian serangkaian terapi HBO sebelum dan selepas prosedur ini. Ini disyorkan jika gigi yang terlibat berada di kawasan yang terdedah kepada dos radiasi yang tinggi. Perundingan dengan pakar onkologi yang memberikan rawatan radiasi dapat membantu menentukan sejauh mana pendedahan RT yang telah diterima sebelumnya.

Fibrosis dan trismus

Dos tinggi radiasi RT ke kepala dan leher pesakit boleh menyebabkan *fibrosis*. Keadaan ini mungkin bertambah buruk setelah pembedahan kepala dan leher dimana leher boleh mengalami tekstur keras seumpama kayu dan pergerakannya menjadi terhad. *Fibrosis* jangka masa panjang juga boleh berlaku pada faring dan esofagus yang menyebabkan masalah penyempitan, dan kekejangan sendi *temporomandibular*.

Fibrosis otot mengunyah boleh menyebabkan ketidakupayaan untuk membuka mulut (*trismus*), yang bertambah teruk dari masa ke semasa. Secara amnya, makan menjadi lebih sukar tetapi artikulasi tidak terjejas. *Trismus* menghalang rawatan oral yang sempurna dan boleh menyebabkan defisit pertuturan / menelan. Keadaan ini boleh diburukkan lagi oleh pembedahan sebelum radiasi. Pesakit yang cenderung menghidap *trismus* adalah mereka yang mempunyai kanser nasofaring, lelangit, dan sinus maksila. Radiasi sendi *temporomandibular* (TMJ) dan otot mengunyah dalam dos yang tinggi sering menyebabkan *trismus*. *Trismus* kronik secara beransur-ansur membawa kepada *fibrosis*. Pembukaan mulut secara paksa, latihan rahang dan penggunaan alat pembuka mulut dinamik (*Therabite*^{TM}) dapat membantu. Peranti ini semakin banyak digunakan semasa rawatan RT sebagai langkah pencegahan untuk mengelakkan *trismus*.

Senaman dapat mengurangkan ketegangan leher dan meningkatkan pergerakan tengkuk. Seseorang perlu melakukan senaman ini sepanjang hayat untuk mengekalkan pergerakan tengkuk yang baik. Ini terutamanya berlaku disebabkan oleh radiasi RT. Terapis fizikal yang berpengalaman dapat membantu pesakit menangani masalah *fibrosis* di kawasan leher. Semakin awal sesuatu langkah intervensi dimulakan, semakin baik hasilnya bagi seseorang pesakit itu.

Fibrosis di kawasan kepala dan leher boleh menjadi lebih meluas pada mereka yang menjalani pembedahan ekstensif atau radiasi pada kali kedua. *Fibrosis* pasca radiasi juga boleh melibatkan kulit dan tisu bawah kulit, yang menyebabkan ketidakselesaan dan limfedema.

Kesukaran menelan akibat *fibrosis* sering dirawat melalui perubahan dalam diet, terapi penelanan faring, atau latihan semula menelan terutama pada mereka yang telah menjalani pembedahan dan/ atau kemoterapi. Latihan menelan semakin banyak digunakan sebagai langkah pencegahan. Penyempitan orofaring yang tidak dirawat dalam jangka masa yang panjang boleh mengakibatkan masalah penelanan yang ketara.

Masalah penyembuhan luka

Beberapa pemandiri kanser laring mungkin mengalami masalah penyembuhan luka pasca pembedahan, terutama di kawasan yang telah menerima RT. Sebilangan mereka mungkin mengalami masalah *fistula* di mana terdapat hubungan yang tidak normal antara bahagian dalam tekak dan kulit. Luka yang sembuh pada kadar yang lebih lambat dapat dirawat dengan penggunaan antibiotik dan kaedah pencucian luka. (Lihat Bab 11)

Limfedema

Penyumbatan saluran limfatik di kawasan kulit menyebabkan limfedema. Edema faring atau laring yang ketara boleh mengganggu pernafasan dan mungkin memerlukan penggunaan tiub trakeostomi dalam jangka masa pendek atau jangka masa panjang. Limfedema, penyempitan saluran pemakanan, dan masalah lain boleh menyebabkan pesakit mengalami gejala tersedak apabila minum atau makan justeru memerlukan bantuan tiub pemakanan.

Hipotiroidisme

RT selalu dikaitkan dengan kekurangan hormon tiroid (hipotiroidisme). Kejadiannya berbeza-beza; ia bergantung pada dos dan bertambah dengan masa sesudah menerima RT. (Lihat Bab 12)

Kerosakan saraf

RT ke kawasan leher juga boleh menyebabkan kesan sampingan jangka masa panjang kepada saraf tunjang, iaitu *transverse myelitis*, yang juga dikenali sebagai sindrom *L'hermitte*. Pesakit akan mengalami sensasi seperti kejutan elektrik yang kebanyakannya dirasakan apabila menundukkan leher (fleksi). Keadaan ini amat jarang berlaku sebenarnya dan dilihat berkaitan dengan sindrom *Brown-Séquard* (kehilangan sensasi dan fungsi motor disebabkan oleh terputusnya saraf tunjang lateral).

RT juga boleh menyebabkan kerosakan sistem saraf periferi yang disebabkan oleh *fibrosis* tisu lembut dan kurangnya bekalan darah yang diterima oleh saraf disebabkan oleh *fibrosis*. Kesakitan, kehilangan deria, dan kelemahan pergerakan adalah gambaran klinikal kerosakan sistem saraf periferi yang paling sering diperhatikan. Kerosakan saraf autonomik menyebabkan hipotensi ortostatik (penurunan tekanan darah yang tidak normal ketika seseorang berdiri) dan kelainan lain yang juga dapat dialami seseorang pesakit.

Kerosakan telinga (ototoksisiti)

Sinaran RT ke telinga boleh mengakibatkan masalah pengumpulan air di belakang gegendang (*serous otitis media*). Penyinaran dos RT yang tinggi dan rawatan kemoterapi boleh menyebabkan masalah pendengaran *sensorineural* (kerosakan pada telinga dalam, saraf pendengaran, atau otak). Kerosakan kepada sistem keseimbangan badan juga boleh terjadi akibat kesan jangka masa panjang daripada menerima rawatan kemoterapi dan kesan toksik RT kepada telinga dalam.

Kerosakan struktur leher

Pembengkakan (*edema*) leher dan *fibrosis* kerap berlaku selepas RT. Lama-kelamaan *edema* mungkin mengeras, menyebabkan ketegangan leher. Kerosakan lain merangkumi penyempitan arteri karotid (*stenosis*) dan angin ahmar, pecahnya arteri karotid, *fistula* faringo-kutanius (dua yang terakhir dikaitkan juga dengan pembedahan), dan kerosakan reseptor arteri karotid yang menyebabkan hipertensi (tekanan darah tinggi) kekal dan paroksismal (tiba-tiba dan berulang).

Penyempitan arteri karotid (*stenosis*): Arteri karotid di leher membekalkan darah ke otak. Radiasi ke kawasan leher telah dikaitkan dengan *stenosis* arteri karotid atau penyempitan, yang merupakan komplikasi berbahaya bagi pesakit barah kepala dan leher, termasuk pemandiri laringektomi. *Stenosis* dapat didiagnosis dengan pemeriksaan ultrasound dan juga angiografi. Adalah penting untuk mendiagnos penyakit ini lebih awal, sebelum serangan angin ahmar berlaku.

Rawatan merangkumi pembedahan untuk menyingkirkan penyumbatan (endarterektomi), meletakkan *stent* (alat kecil yang diletakkan di dalam arteri untuk melebarkannya) atau cantuman *(bypass)* karotid prostetik.

Hipertensi akibat kerosakan reseptor

Sinaran RT ke kawasan kepala dan leher boleh merosakkan reseptor tekanan yang terletak di arteri karotid. Baro-reseptor (sensor tekanan darah) ini membantu mengatur tekanan darah dengan mengesan tekanan darah yang mengalir melaluinya, dan mengirim signal ke sistem saraf pusat untuk meningkatkan atau menurunkan daya rintangan vaskular periferal dan output jantung. Sebilangan individu yang dirawat dengan radiasi RT mengalami hipertensi (tekanan darah tinggi) jenis labil (*labile*) dan paroksismal.[5]

Hipertensi labil (*labile*): Dalam keadaan ini tekanan darah turun naik lebih banyak daripada biasa pada siang hari. Ia dapat melambung dengan cepat dari rendah (contohnya, 120/80 mm Hg) ke tinggi (contohnya, 170/105 mm Hg). Dalam banyak keadaan, turun naik ini tidak bergejala tetapi mungkin berkait dengan sakit kepala. Hubungan antara peningkatan tekanan darah dan masalah stres atau tekanan emosi biasanya dapat diperhatikan.

Hipertensi paroksismal: Pesakit menunjukkan peningkatan tekanan darah secara tiba-tiba (yang boleh melebihi 200/110 mm Hg) yang disertai dengan gejala fizikal, seperti sakit kepala, sakit dada, pening, mual, berdebar-debar, masalah penglihatan, dan berpeluh. Episod seperti ini boleh berlangsung dari 10 minit hingga beberapa jam dan boleh berlaku sekali setiap beberapa bulan hingga satu atau dua kali sehari. Antara episod-episod tersebut, tekanan darah adalah normal atau mungkin sedikit tinggi. Pesakit pada umumnya tidak dapat mengenal pasti faktor psikologi yang jelas yang menyebabkan berlakunya paroksisme. Keadaan perubatan yang boleh menyebabkan perubahan tekanan darah seperti itu perlu diperhalusi (contohnya, *pheochromocytoma*). Kedua-dua keadaan ini serius dan harus dirawat. Perawatan boleh menjadi sukar dan harus dilakukan oleh pakar yang berpengalaman.

Kesimpulan

Kesan sampingan jangka masa pendek rawatan radioterapi merangkumi inflamasi mukosa orofaring, kesukaran menelan, kesakitan ketika menelan, masalah suara, kekurangan air liur, kesakitan orofasial, inflamasi kulit, loya, muntah dan kurang berat badan. Kesan jangkamasa panjang pula tidak terbastas kepada *xerostomia*, fibrosis, trismus, limfedema, kerosakan telinga dan saraf, hipertensi dan kerosakan struktur leher. Pengetahuan mengenai cara-cara menangani kesan sampingan ini mampu mengurangkan kerisauan dan dapat membantu penjagaan kesihatan pemandiri laringektomi.

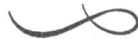

Kesan sampingan rawatan kemoterapi untuk Kanser Kepala dan Leher

Pendahuluan

Rawatan kemoterapi merupakan salah satu rawatan tambahan yang digunakan untuk merawat kanser kepala dan leher pada tahap lewat atau kanser yang berulang (*recurrent*). Pemilihan terapi sistemik yang spesifik dipengaruhi oleh ubat kemoterapi yang pernah diterima oleh pesakit dan secara umumnya diberikan untuk menyelamatkan fungsi sesuatu organ yang tertentu. Rawatan sokongan yang harus diberi ketika menerima rawatan kemoterapi termasuk pencegahan jangkitan yang disebabkan oleh kesan sampingan kepada sel-sel imun sumsum tulang yang teruk dan memastikan pengambilan nutrisi yang mencukupi.

Pelan rawatan kemoterapi termasuk rawatan dengan agen tunggal, rawatan kombinasi dengan ubat kemoterapi sitotoksik konvensional dan/atau agen yang disasarkan secara molekular, digabungkan dengan rawatan sokongan yang optimum. Kemoterapi diberikan secara berkala, diselang-seli dengan rawatan radioterapi dan masa rehat. Rawatan mungkin mengambil masa beberapa bulan atau lebih lama dari itu.

Terdapat pelbagai jenis agen kemoterapeutik yang digunakan untuk rawatan kanser. Ubat-ubat khusus yang terbukti secara klinikal kesannya dalam rawatan kanser kepala dan leher ialah *cisplatin, fluorouracil* dan *docetaxel*. [6]

Ubat kemoterapi lazimnya diberikan secara intravena dan bertindak di seluruh badan dengan mengganggu pertumbuhan sel. Kemoterapi untuk rawatan kanser kepala dan leher biasanya diberikan serentak dengan terapi radiasi dan ini dikenali sebagai kemo-radiasi. Ia boleh diberikan sebagai kemoterapi tambahan atau kemoterapi *neoadjuvant*.

Kemoterapi tambahan digunakan untuk rawatan selepas pembedahan untuk mengurangkan risiko kanser berulang, dan untuk membunuh sel-sel yang mungkin telah merebak. Kemoterapi *neoadjuvant* diberikan sebelum pembedahan untuk mengecilkan ukuran ketumbuhan sehingga memudahkan pembuangannya.[7]

Kemoterapi yang diberikan sebelum kemo-radiasi dikenali sebagai kemoterapi induksi. [8]

Kesan sampingan kemoterapi

Jenis-jenis kesan sampingan kemoterapi yang mungkin dialami bergantung kepada individu tersebut. Sebahagian mengalami sedikit kesan sampingan, manakala sebahagian yang lain mengalami lebih banyak kesan sampingan. Kebanyakan individu tidak mengalami kesan sampingan sehingga akhir rawatan mereka; bagi kebanyakan individu kesan sampingan ini tidak bertahan lama.

Walau bagaimanapun, kemoterapi boleh menyebabkan beberapa kesan sampingan sementara. Walaupun kesan ini boleh menjadi lebih teruk dengan kombinasi rawatan radiasi, secara umumnya ia menghilang secara beransur-ansur selepas rawatan berakhir.

Kesan sampingan bergantung kepada agen kemoterapi yang digunakan. Ini berlaku kerana ubat kemoterapi berfungsi dengan membunuh semua sel yang membahagi secara aktif. Ini termasuk sel-sel saluran pencernaan, folikel rambut dan sumsum tulang (yang membuat sel darah merah dan sel darah putih), serta sel-sel kanser.

Kesan sampingan yang biasa ialah loya, muntah, cirit-birit, luka (mukositis) di mulut (menyebabkan kesukaran untuk menelan dan sakit di mulut dan tekak), peningkatan risiko jangkitan, *anemia*, keguguran rambut, keletihan, kebas pada tangan dan kaki, kehilangan pendengaran, kerosakan buah pinggang, masalah pendarahan dan masalah keseimbangan. Pakar onkologi dan pakar perubatan lain akan memerhatikan dan merawat semua kesan sampingan ini.

Kesan sampingan yang paling biasa dialami pesakit termasuklah:

Pengurangan daya tahan terhadap jangkitan

Kemoterapi boleh mengurangkan pengeluaran sel darah putih (*neutropenia*) buat sementara waktu, menyebabkan pesakit lebih mudah terkena jangkitan.

Kesan ini mungkin bermula kira-kira tujuh hari selepas rawatan dan penurunan daya tahan terhadap jangkitan adalah maksimum biasanya sekitar 10-14 hari setelah kemoterapi berakhir. Sejurus selepas itu sel-sel darah secara amnya mulai meningkat sehingga stabil dan kembali normal sebelum kitaran kemoterapi yang seterusnya diberikan. Tanda-tanda jangkitan termasuk demam melebihi 100.4 ° F (38 ° C) dan / atau gejala jangkitan teruk yang muncul secara tiba-tiba. Sebelum meneruskan kemoterapi, ujian darah dilakukan untuk memastikan bahawa pemulihan sel darah putih telahpun lengkap. Pemberian kemoterapi seterusnya mungkin ditangguhkan sehingga pemulihan sel darah putih telah berlaku.

Lebam atau pendarahan

Kemoterapi boleh menyebabkan lebam atau pendarahan kerana agen yang diberikan mengurangkan pengeluaran *platelet* yang membantu pembekuan darah. Hidung berdarah, bintik merah atau ruam pada kulit, dan pendarahan gusi antara tanda-tanda ianya telah berlaku.

Anemia

Kemoterapi boleh menyebabkan *anemia* (kandungan sel darah merah yang rendah). Pesakit pada amnya merasa letih dan sesak nafas. *Anemia* yang teruk dapat diatasi dengan pemindahan darah atau dengan ubat-ubat yang merangsang pengeluaran sel darah merah.

Keguguran rambut

Sebilangan agen kemoterapi menyebabkan keguguran rambut. Rambut akan tumbuh kembali dalam masa 3-

6 bulan selepas kemoterapi berakhir. Sementara itu, rambut palsu, bandana, topi atau selendang boleh dipakai sementara menunggu rambut tumbuh kembali.

Sakit dan ulser mulut

Sebilangan agen kemoterapi menyebabkan sakit mulut (mukositis) yang boleh menganggu proses pengunyahan dan penelanan, pendarahan mulut, kesukaran menelan, dehidrasi, pedih ulu hati, muntah, loya dan sensitif terhadap makanan masin, pedas dan panas/sejuk. Agen ini juga boleh menyebabkan ulser mulut (*stomatitis*) yang menyebabkan kesukaran ketika makan.

Loya dan muntah boleh dirawat dengan ubat anti-muntah. Berkumur secara berkala juga dapat membantu. Kesan sampingan ini boleh memberi kesan kepada penelanan dan nutrien badan. Oleh yang demikian, penting untuk sentiasa melengkapkan diet seseorang pesakit dengan nutrien yang secukupnya. Nasihat pakar dietetik mungkin berguna untuk menjaga tahap pemakanan yang mencukupi semasa dan sesudah menjalani rawatan.

Agen sitotoksik yang paling sering dikaitkan dengan gejala kesukaran menelan adalah antimetabolit seperti *fluorouracil*. Agen kemoterapi yang diberikan untuk meningkatkan kesan terapi radiasi, juga meningkatkan tahap keterukan masalah mukositis.

Kelesuan (Keletihan)

Kemoterapi mempengaruhi individu yang berbeza dengan cara yang berbeza. Sebilangan orang dapat menjalani kehidupan normal semasa menjalani rawatan, sementara yang lain mungkin merasa sangat lemah dan letih (kelesuan) dan harus mengambil makanan atau minuman dengan lebih perlahan. Mana-mana ubat kemoterapi boleh menyebabkan keletihan. Ia boleh bertahan selama beberapa hari atau berterusan hingga selesai rawatan. Agen kemoterapi seperti *vincristine*, *vinblastine*, dan *cisplatin* sering menyebabkan keletihan.

Faktor-faktor yang menyumbang kepada keletihan adalah *anemia*, penurunan pengambilan makanan dan cecair, ubat-ubatan, hipotiroidisme, kesakitan, tekanan, kemurungan, dan kurang tidur (*insomnia*) serta rehat.

Rehat, penjimatan tenaga, dan memperbetulkan faktor penyumbang di atas dapat mengurangkan keletihan.

Kesimpulan

Kesan sampingan kemoterapi bergantung kepada jenis agen yang diberikan dan lazimnya menerukkan lagi kesan sampingan rawatan radioterapi seperti mukositis dan kelesuan. Tambahan lagi, rawatan kemoterapi boleh mengakibatkan masalah anemia, kurang daya tahan badan, keguguran rambut, lebam serta pendarahan.

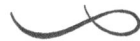

Limfedema, dan masalah kebas selepas pembedahan

Pendahuluan

Saluran-saluran limfa berfungsi mengalirkan cecair dari seluruh tisu badan dan membolehkan sel-sel ketahanan badan (sel-sel imun) bergerak untuk dihantar ke seluruh badan. Limfedema adalah pengumpulan cecair limfa dan pembengkakan tisu setempat yang disebabkan oleh sistem limfa yang tersumbat. Limfedema yang merupakan komplikasi atau kesan buruk yang sering berlaku berikutan rawatan radiasi dan pembedahan untuk barah di kepala dan leher, adalah disebabkan oleh pengumpulan tidak normal cecair yang kaya protin di ruang-ruang antara sel-sel tisu badan. Ini menyebabkan radang yang kronik dan tindak balas parut pada tisu yang terlibat.

Limfedema

Rawatan radiasi boleh menyebabkan parut yang boleh menganggu fungsi sistem limfa. Kelenjar limfa di leher biasanya akan dikeluarkan semasa pembedahan pembuangan kanser di leher. Apabila kelenjar limfa ini dibuang, saluran limfa dan saraf deria yang berdekatan juga akan dipotong. Malangnya ini menyebabkan kecederaan yang kekal pada saluran limfa dan saraf yang terlibat. Berikutan kecederaan ini, pengaliran limfa dari kawasan yang terlibat akan berlaku dengan amat perlahan menyebabkan pembengkakan setempat berlaku. Ini boleh diibaratkan seperti sistem saliran air yang tersumbat yang mengakibatkan banjir selepas hujan lebat. Pembedahan menyebabkan cecair limfa tidak boleh disalirkan dengan baik dan kebas terjadi pada kawasan saraf yang terlibat (biasanya di bahagian leher, dagu dan belakang telinga). Akhirnya cecair limfa yang dihasilkan tidak dapat masuk semula ke dalam sistem saluran limfa dan sebaliknya, berkumpul di kawasan leher yang telah dibedah.

Terdapat dua jenis limfedema yang boleh berlaku di kalangan pesakit kanser kepala dan leher: bengkak luaran pada kulit atau tisu lembut dan bengkak dalaman melibatkan dinding tekak dan peti suara. Limfedema biasanya bermula dengan perlahan dan progresif, jarang sakit, menyebabkan rasa tidak selesa seperti berat dan sengal pada kawasan yang terlibat dan berkemungkinan menyebabkan perubahan pada warna kulit.

Limfedema wujud dalam beberapa peringkat:

1. Peringkat 0: Peringkat latensi- *edema* (bengkak) tidak kelihatan dan tidak dapat dirasa dengan tangan
2. Peringkat 1: Pengumpulan *edema* yang kaya protin, lekuk selepas ditekan dengan jari boleh timbul semula dan boleh dikurangkan dengan elevasi (menaikkan anggota badan tersebut melebihi aras jantung)
3. Peringkat 2: *Edema* menjadi progresif, lekuk selepas ditekan dengan jari pada kulit yang bengkak, lambat untuk timbul semula selepas ditekan dengan jari. Berlaku proses proliferasi tisu-tisu yang akan menyebabkan parut (*fibrosis*)
4. Peringkat 3: *Edema* tidak lagi boleh lekuk selepas ditekan dengan jari. *Fibrosis*, parut dan perubahan warna pada kulit berlaku

Antara gejalanya ialah:

1. Sesak nafas
2. Mata menjadi kabur
3. Pergerakan otot terhad seperti leher menjadi kaku dan tegang, rahang menjadi ketat menyebabkan limitasi pembukaan mulut (*trismus*), dan dada berasa ketat
4. Menghadapi masalah percakapan, suara dan menelan makanan (tidak dapat menggunakan alat elektrolaring, artikulasi menjadi sukar, air liur meleleh dan makanan di dalam mulut sukar untuk dikawal)

5. Masalah emosi seperti tekanan perasaan (depresi), kecewa dan malu dengan keadaan yang dihadapi

Mujurlah, dengan beredarnya masa, sistem limfa boleh menjumpai arah atau jalan yang baru dan *edema* akan berkurangan. Pakar-pakar seperti pakar terapi fizikal (fisioterapi) boleh membantu dalam mempercepatkan proses pembaikan saliran limfa dan pengurangan edema. Intervensi ini juga boleh mengelakkan bengkak dan parut (*fibrosis*) kekal pada kawasan yang terlibat.

Rawatan limfedema, antaranya ialah:

1. Pengaliran secara manual seperti terapi mengurut kawasan yang terlibat (muka dan leher, sistem limfa dalaman, badan dan dalam kawasan mulut)
2. Penggunaan kain atau pembalut (*bandage*)
3. Senaman pemulihan
4. Penjagaan kulit
5. Rawatan pita elastik (*Kinesiotape*^{TM})

Ubatan diuretik untuk mengeluarkan air yang berlebihan, pembedahan untuk mengurangkan bengkak, sedutan lemak (*liposuction*), pam dan stoking pemampatan (*compressive pump*) dan elevasi kepala, sekiranya dilakukan bersendirian tanpa dibantu dengan rawatan yang lain adalah kurang berkesan.

Ketegangan dan bengkak pada leher disebabkan limfedema biasanya boleh berkurangan selepas jangka masa tertentu. Tidur dengan meninggikan bahagian atas badan boleh membantu mempercepatkan pengaliran limfa dengan bantuan graviti. Pakar rawatan limfedema boleh melakukan pengaliran limfa secara manual dan mengajarnya kepada pesakit untuk mengurangkan masalah ini. Pengaliran limfa secara manual melibatkan urutan lembut pada kulit. Ini membantu pengaliran limfa yang tersumbat kembali ke dalam sistem aliran darah. Pergerakan dan senaman juga penting dalam membantu pengaliran sistem limfa ini. Pakar terapi limfedema kepala dan leher boleh mengajar pesakit senaman-senaman yang tertentu untuk memperbaiki had pergerakan kepala dan leher.

Pakar terapi limfedema kepala dan leher boleh menyarankan penggunaan pembalut atau pakaian tidak elastik yang sesuai dipakai di rumah. Ini boleh memberi tekanan yang lembut kepada kawasan yang terlibat supaya membantu pengaliran cecair limfa dan mengelakkan pembengkakan semula. Aplikasi pembalut yang sesuai perlulah dilakukan dengan nasihat dan panduan dari pakar. Pilihan jenis pembalut adalah bergantung kepada lokasi limfedema untuk menambahkan keselesaan di samping mengelakkan komplikasi dari tekanan berlebihan pada leher.

Terdapat senaman-senaman yang boleh mengurangkan ketegangan dan menambahkan had pergerakan leher. Senaman-senaman ini perlu dilakukan sepanjang hidup untuk mengekalkan pergerakan leher yang baik. Ini adalah penting terutamanya dalam kes ketegangan leher disebabkan rawatan radiasi. Rawatan dari pakar terapi fizikal (fisioterapi) adalah amat membantu untuk melembutkan *fibrosis*. Lebih awal intervensi dilakukan, kesan yang diperolehi pesakit kelak adalah lebih baik.

Salah satu rawatan terkini untuk mengurangkan limfedema, *fibrosis* dan ketegangan otot leher adalah dengan menggunakan laser. Rawatan ini menggunakan pancaran laser bertenaga rendah yang diselenggarakan oleh pakar terapi fizikal. Pancaran laser ini menembusi ke dalam tisu yang mana ianya diserap ke dalam sel-sel badan dan mengubah proses metabolism tisu. Rawatan ini tidak menyakitkan dan melibatkan penggunaan alat laser pada beberapa tempat di leher dalam selang lebih kurang 10 saat pada setiap lokasi.

Pakar terapi fizikal yang merawat limfedema boleh dikenalpasti dengan rujukan daripada pakar bedah yang merawat masalah kanser kepala dan leher.

Kebas selepas pembedahan

Kelenjar limfa atau kelenjar-kelenjar yang berdekatan biasanya akan dibuang ketika pembedahan kanser. Pembedahan ini menyebabkan beberapa saraf deria yang mensarafi bahagian bawah muka dan leher dipotong. Ini menyebabkan kulit yang terlibat menjadi kebas. Sebahagian kawasan yang kebas boleh pulih sendiri dalam masa beberapa bulan selepas pembedahan, manakala sebahagian lagi mungkin akan kekal kebas.

Kebanyakan pesakit menjadi "alah bias, tegal biasa" dengan masalah kulit kebas ini dan mampu mengelakkan kecederaan kawasan kulit tersebut dari objek yang tajam, panas dan gigitan fros. Individu lelaki boleh mengelakkan kecederaan kulit ketika bercukur dengan menggunakan pencukur elektrik. Kulit yang kebas ini perlu dilindungi dari selaran matahari dengan menggunakan losyen pelindung sinaran matahari dan/atau melindunginya dengan pakaian. Gigitan fros (*frostbite*) boleh dielakkan dengan memakai selendang di leher.

Kesimpulan

Limfedema dan kebas merupakan kesan yang lazim di alami selepas pembedahan laringektomi. Ianya menyebabkan kawasan leher menjadi bengkak, tegang dan tidak dapat merasai kesakitan. Penjagaan utama termasuklah urutan, senaman dan mengelakkan kecederaan di kawasan yang terbabit.

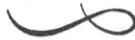

BAB ENAM

Kaedah pertuturan selepas pembedahan laringektomi

Pendahuluan

Walaupun pembedahan laringektomi membuang keseluruhan organ laring, kebanyakan pesakit boleh belajar cara baru untuk bertutur. Lebih kurang 85 - 90% pemandiri laringektomi belajar untuk bertutur menggunakan salah satu daripada tiga cara khusus yang akan diterangkan di bawah. Lebih kurang 10% tidak dapat bertutur dengan cara tersebut tetapi boleh menggunakan komputer atau cara lain untuk berkomunikasi.

Seseorang individu biasanya bertutur dengan menghembus udara keluar dari paru-paru untuk menggetarkan pita suara . Bunyi getaran ini akan diubah suai di dalam mulut oleh lidah, bibir dan gigi untuk menghasilkan suara. Walaupun peti suara yang merupakan organ yang berfungsi untuk menghasilkan getaran bunyi ini dibuang semasa laringektomi, ada saluran lain yang kini digunakan untuk bernafas dan bahagian lain yang kini dilatih untuk menghasilkan getaran bunyi. Cara lain ialah dengan menghasilkan getaran dari punca luar yang diletakkan di luar tekak atau mulut, seterusnya menggunakan mulut untuk menghasilkan suara .

Cara-cara yang digunakan untuk bertutur semula adalah bergantung kepada jenis pembedahan. Ada pesakit yang hanya boleh menggunakan satu kaedah sahaja , tetapi ada pesakit lain yang boleh menggunakan beberapa kaedah yang berbeza.

Setiap kaedah ada ciri-ciri yang unik, kebaikan dan kelemahan masing-masing. Tujuan kaedah baru bertutur ialah untuk membolehkan pemandiri laringektomi berkomunikasi semula walaupun tanpa peti suara.

Pakar pertuturan lazimnya boleh membantu dan memberi panduan kepada pemandiri laringektomi untuk mempelajari kaedah yang betul dan mencadangkan alat yang boleh mereka gunakan untuk mendapatkan pertuturan yang boleh difahami . Lazimnya, fungsi pertuturan akan bertambah baik dalam masa 6 bulan ke setahun selepas pembedahan laringektomi. Rehabilitasi suara yang aktif berkait rapat dengan kejayaan memperoleh pertuturan yang boleh difahami.

Tiga kaedah khusus untuk bertutur selepas pembedahan laringektomi ialah:

Pertuturan trakeo-esofageal

Dalam pertuturan trakeo-esofageal , udara dari paru-paru dihembus keluar ke trakea dan kemudian ke esofagus melalui prostesis suara (yang diperbuat dari silikon) yang menghubungkan kedua-dua organ (salur penafasan dan salur pemakanan) tersebut . Getaran di hasilkan di bahagian bawah faring (Rajah 1) .

Prostesis suara trakeo-esofageal

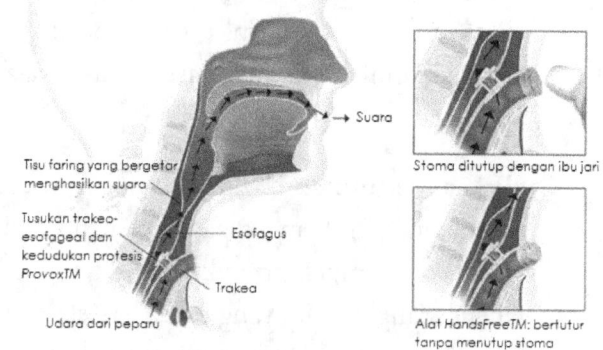

Rajah 1: Pertuturan trakeo-esofageal

Prostesis suara diletakkan melalui tusukan (dipanggil tusukan trakeo-esofageal , TEP) yang dilakukan oleh pakar bedah di bahagian belakang lubang stoma di leher. Lubang dibuat di belakang trakea (salur pernafasan) dan bersambung ke esofagus (salur permakanan). Lubang antara trakea dan esofagus ini boleh dibuat semasa pembedahan laringektomi dilakukan (tusukan primer) atau selepas pembedahan laringektomi (tusukan sekunder) . Satu tiub yang kecil, dipanggil prostesis suara, diletakkan melalui tusukan ini dan menghalangnya dari terkambus. Prostesis suara ini mempunyai injap sehala yang bersambung di bahagian esofagus yang membenarkan udara masuk ke esofagus tetapi menghalang cecair yang ditelan masuk melalui prostesis suara ini untuk sampai ke trakea dan paru paru.

Pertuturan terhasil dengan mengalihkan udara hembusan keluar dari paru-paru ke esofagus melalui prostesis suara ini dengan menutup lubang stoma di leher. Penutupan lubang stoma boleh dilakukan dengan jari atau dengan menekan alat penukar haba dan kelembapan " *Heat and Moisture Exchanger (HME)* " yang dipakai di lubang stoma (Lihat Bab 9) . " HME " dapat mengembalikan sebahagian fungsi hidung yang hilang . Alat ini ada yang boleh digunakan secara bebas tangan (injap suara automatik) yang diaktifkan secara automatik apabila pesakit mula bertutur . (Lihat Bab 9).

Selepas penutupan lubang stoma, udara hembusan yang keluar dari paru-paru akan melalui prostesis suara dan masuk ke esofagus menyebabkan bahagian atas esofagus atau faring bergetar. Getaran ini akan digunakan oleh mulut (lidah, bibir, gigi dan sebagainya) untuk menghasilkan bunyi suara.

Ada dua jenis prostesis suara : Pertama : jenis yang ditukar sendiri oleh pesakit , kedua : jenis yang kekal di dalam, ini hanya boleh ditukar oleh ahli perubatan profesional (doktor pakar Telinga Hidung dan Tekak atau pakar pertuturan).

Alat HME atau injap suara automatik , boleh diletakkan di stoma dengan menggunakan beberapa cara: menggunakan tapak pelekat yang digam ke kulit di hadapan stoma, atau menggunakan tiub laringektomi atau butang stoma (*Lary button*) yang diletakkan di dalam stoma.

Pesakit yang menggunakan prostesis suara biasanya mendapat suara yang boleh difahami dalam masa 6 bulan ke setahun selepas pembedahan laringektomi.

Pertuturan esofagus

Dalam pertuturan esofagus , getaran terhasil oleh udara yang disendawa keluar dari esofagus (Rajah 2). Cara ini tidak memerlukan apa-apa alat .

Jika dibandingkan dengan ketiga-tiga cara bertutur selepas pembedahan laringektomi, pertuturan esofagus mengambil masa yang paling lama untuk dipelajari. Walau bagaimanapun, ia mempunyai beberapa kebaikan, terutamanya bebas dari bergantung kepada alat-alat dan kesan sampingan yang terlibat.

Pakar pertuturan mahir dengan cara pertuturan esofagus dan boleh membantu pesakit dalam mempelajari teknik ini. Buku panduan dan pita rakaman juga boleh membantu dalam mempelajari teknik ini.

Pertuturan esofagus

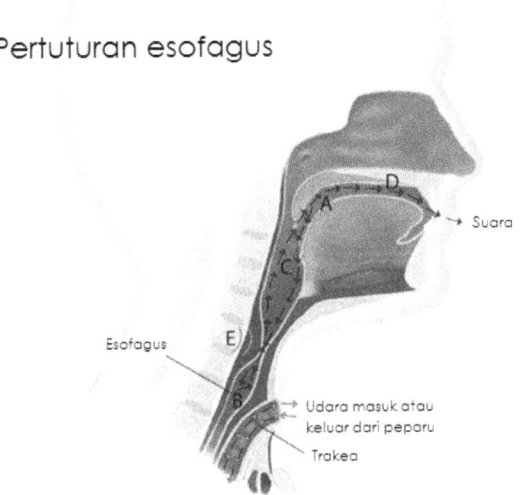

Rajah 2: Pertuturan esofagus

Alat elektrolaring

Getaran dalam cara pertuturan ini dihasilkan oleh alat penggetar yang menggunakan kuasa bateri (dipanggil elektrolaring atau laring tiruan), dimana ia diletakkan di kawasan pipi atau di dagu (Rajah 3)

Pertuturan menggunakan alat elektrolaring

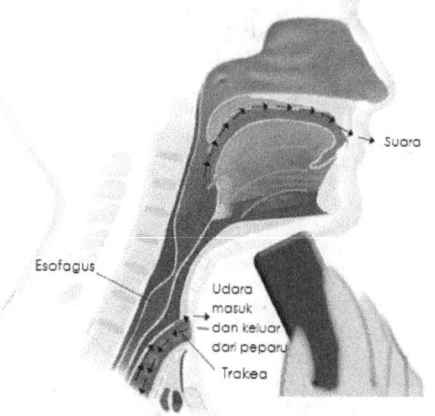

Rajah 3: Pertuturan menggunakan alat elektrolaring

Alat ini menghasilkan getaran berdengung yang akan sampai ke tekak dan mulut sipemakai. Bunyi akan diubahsuai menggunakan mulut untuk menghasilkan suara.

Terdapat dua cara utama untuk menghantar getaran yang dihasilkan oleh laring tiruan ke dalam tekak dan mulut. Cara pertama ialah secara terus ke dalam mulut menggunakan tiub berupa penyedut air dan cara kedua melalui kulit di leher dan muka. Dalam cara kedua, alat elektrolaring ditekan secara lembut pada kawasan muka atau leher.

Alat elektrolaring lazim digunakan sejurus selepas pembedahan laringektomi ketika pesakit masih di dalam hospital. Oleh kerana leher masih bengkak dan masih terdapat jahitan di leher, penghantaran getaran secara terus ke mulut adalah lebih sesuai. Kebanyakan pesakit boleh belajar cara bertutur yang lain pada kemudian hari. Walau bagaimanapun, mereka masih boleh menggunakan elektrolaring sebagai sandaran jika terdapat masalah pada cara bertutur yang lain.

Kaedah lain untuk bertutur

Laring tiruan pneumatik juga boleh digunakan di kalangan pemandiri laringektomi untuk menghasilkan suara. Cara ini menggunakan udara dari paru-paru untuk menggetarkan sejenis getah elastik yang seterusnya menghasilkan suara (Rajah 4). Bahagian serupa corong pada alat ini diletakkan di atas stoma dan tiub pula diletakkan di dalam mulut. Bunyi yang dihasilkan dihantar ke dalam mulut melalui tiub.

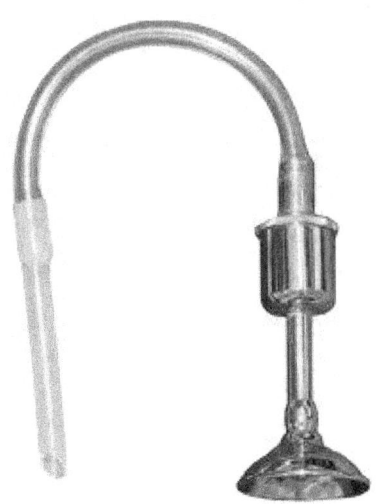

Rajah 4: Laring tiruan pneumatik

Kepada pesakit yang tidak dapat mengunakan cara - cara di atas, bolehlah menggunakan alternatif lain seperti komputer yang boleh menghasilkan suara, samada menggunakan komputer riba biasa atau komputer yang khusus untuk tujuan ini. Pesakit cuma perlu menaip apa yang ingin disuarakan, dan komputer akan mengeluarkan suara . Terdapat juga telefon bimbit yang boleh melakukan fungsi ini.

Pernafasan diafragma

Pernafasan diafragma (juga dipanggil pernafasan perut) ialah cara pernafasan secara perlahan dan mendalam ke paru-paru menggunakan otot diafragma dan bukan menggunakan otot tulang rusuk. Bila bernafas menggunakan diafragma, perut yang mengembang dan bukannya dada. Cara pernafasan ini membolehkan paru-paru menggunakan kapasitinya yang lebih besar untuk mendapatkan oksigen dan membuang gas karbon dioksida. Pernafasan leher melalui stoma biasanya cetek dan menggunakan sedikit sahaja kapasiti paru-paru. Dengan teknik pernafasan diafragma, pesakit boleh menambahkan stamina dan menambah baik pertuturan secara esofagus dan trakeo-esofageal .

Menambah kelantangan suara dengan menggunakan penguat suara

Salah satu masalah yang dihadapi apabila menggunakan pertuturan secara esofagus dan trakeo-esofageal ialah kurangnya kelantangan suara. Dengan menggunakan penguat suara mudah alih, seseorang boleh bertutur dengan menggunakan tenaga yang minimum dan boleh di dengari dalam suasana yang bising. Ia juga boleh mengurangkan risiko kerosakan pada tapak stoma kerana pesakit laringektomi tidak perlu menghembus udara dengan kuat melalui prostesis suara.

Kesimpulan

Pemandiri laringektomi boleh bertutur semula menggunakan tiga kaedah utama iaitu pertuturan trakeo-esofageal, pertuturan esofagus dan alat elektrolaring. Setiap kaedah mempunyai kebaikan dan keburukan tersendiri yang perlu dipertimbangkan. Justeru itu, janganlah terburu-buru membuat keputusan dan berusahalah untuk mencari kaedah yang paling sesuai untuk diri anda!

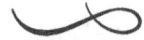

BAB TUJUH

Kahak dan penjagaan respiratori

Pendahuluan

Pengeluaran kahak adalah cara tubuh melindungi dan menjaga kesihatan trakea (saluran pernafasan) dan paru-paru. Ia berfungsi untuk melembapkan saluran udara ini. Selepas pembedahan laringektomi, trakea terbuka di stoma dan pemandiri laringektomi tidak lagi dapat mengeluarkan kahak melalui mulut mereka dan kemudian menelannya, atau meniup hidung mereka untuk membersihkan saluran pernafasan. Masih sangat penting untuk batuk dan membersihkan lendir dan kahak seseorang; namun, ini mesti dilakukan melalui stoma.

Batuk berkahak melalui stoma adalah satu-satunya cara dimana pemandiri laringektomi dapat menjaga trakea dan paru-paru mereka dari habuk, kotoran, organisma, dan bahan cemar lain yang masuk ke saluran udara. Apabila terdapat keinginan untuk batuk atau bersin, pemandiri laringektomi mesti melepaskan penutup stoma mereka dengan cepat atau *Heat and Moisture Exchanger (HME)* dan menggunakan tisu atau sapu tangan untuk menutupi stoma mereka untuk menangkap kahak tersebut.

Konsistensi kahak yang sihat adalah jernih, atau hampir jernih, dan sedikit berair. Walau bagaimanapun, konsistensi tersebut tidak mudah dijaga disebabkan perubahan persekitaran dan cuaca. Langkah-langkah penjagaan yang dapat dilakukan secara rutin untuk pengeluaran kahak yang sihat adalah seperti yang ditunjukkan di bawah.

Pengeluaran kahak dan peningkatan kelembapan udara

Sebelum menjadi pemandiri laringektomi, udara yang dihirup oleh seseorang dihangatkan agar hampir dengan suhu badan, dilembapkan dan dibersihkan daripada organisma dan zarah-zarah debu di bahagian atas sistem pernafasan (hidung, sinus dan rongga hidung serta mulut). Oleh kerana fungsi ini tidak lagi berlaku selepas pembedahan laringektomi, adalah mustahak untuk memulihkan fungsi yang sebelumnya disediakan oleh bahagian atas sistem pernafasan yang kini telah hilang akibat pembedahan.

Selepas laringektomi, udara yang dihirup tidak dapat dilembapkan oleh rongga hidung dan mulut; Oleh itu, kekeringan trakea, kerengsaan dan pengeluaran kahak yang berlebihan akan berterusan. Nasib baik, trakea akan menjadi lebih tahan terhadap udara kering selepas beradaptasi dari masa ke semasa. Walau bagaimanapun, apabila tahap kelembapan terlalu rendah, trakea dapat mengering, merekah, yang mungkin menyebabkan pendarahan. Sekiranya pendarahan ketara terjadi dan tidak berkurang dengan meningkatkan kelembapan udara, berjumpalah doktor dengan kadar segera. Selain itu, jika jumlah atau warna kahak yang dikeluarkan berubah, seseorang harus menghubungi doktor untuk mendapatkan rundingan dan rawatan.

Memulihkan kelembapan udara yang dihirup boleh mengurangkan pengeluaran kahak ke tahap yang terkawal. Ini akan mengurangkan kemungkinan batuk secara tiba-tiba dan kahak mengotorkan alat *HME*. Meningkatkan kelembapan rumah kepada 40-50% kelembapan relatif (tidak lebih tinggi) dapat membantu mengurangkan pengeluaran lendir dan menjaga stoma dan trakea daripada kering, retak dan berdarah. Selain menyakitkan, retakan ini juga boleh membawa kepada jangkitan kuman.

Langkah-langkah untuk mencapai kelembapan udara yang lebih baik adalah seperti:

1. Memakai HME sepanjang masa untuk mengekalkan kelembapan trakea yang lebih tinggi daripada persekitaran luar dan memelihara tahap kepanasan di dalam paru-paru

2. Membasahi penutup stoma untuk menghirup udara lembap (pada mereka yang memakai penutup stoma). Walaupun kurang berkesan daripada HME, melembapkan penapis busa atau penutup stoma dengan air bersih juga dapat membantu meningkatkan kelembapan saluran pernafasan

3. Minum cecair secukupnya agar sentiasa terhidrat dengan baik

4. Memasukkan sejumlah kecil cecair garam (3-5 ml) ke dalam trakea melalui stoma sekurang-kurangnya dua kali sehari sekiranya terdapat kahak yang pekat dan berlebihan

5. Mengamalkan mandi wap atau menghirup wap air dari cerek teh (dari jarak selamat) juga dapat mengurangkan kekeringan

6. Menggunakan alat pelembap (*humidifier*) di rumah untuk mencapai kelembapan sekitar 40-50% dan mendapatkan *hygrometer* untuk memantau kelembapan. Ini penting, baik ketika musim panas semasa penyaman udara digunakan, atau ketika musim sejuk semasa alat pemanas digunakan. Masalah ini kurang ketara di negara-negara tropika di mana kelembapan atmosferanya adalah sedia kala tinggi sepanjang tahun

7. Menghirup wap daripada air mendidih pada jarak yang selamat atau mandi air panas

Terdapat dua jenis alat pelembap mudah alih - wap dan penyejat. Alat pengukur kelembapan digital (disebut *hygrometer*) dapat membantu mengawal tahap kelembapan. Keperluan untuk menggunakan pelembap udara akan berkurang dari masa ke semasa apabila saluran pernafasan telah beradaptasi secara beransur-ansur.

Penjagaan saluran pernafasan dan leher terutamanya pada musim sejuk dan di tempat tinggi

Musim sejuk dan altitud tinggi boleh menjadi suatu situasi yang sukar bagi pemandiri laringektomi. Udara pada altitud yang tinggi adalah lebih tipis, sejuk dan lebih kering. Sebelum laringektomi, udara disedut melalui hidung dimana ia akan berubah menjadi hangat dan lembap sebelum memasuki paru-paru. Selepas laringektomi, udara tidak lagi disedut melalui hidung dan memasuki trakea secara langsung melalui stoma. Udara sejuk lebih kering daripada udara hangat dan boleh menyebabkan reaksi kepada trakea. Ini kerana udara sejuk mengandungi kelembapan yang kurang dan oleh itu dapat mengeringkan trakea dan menyebabkan pendarahan.

Kahak juga boleh menjadi kering dan menyumbat trakea. Menghirup udara sejuk juga boleh memberi kesan menjengkelkan pada saluran udara menyebabkan otot licin yang mengelilingi saluran udara berkontraksi (bronkospasme). Ini mengurangkan diameter saluran udara dan menyukarkan udara masuk dan keluar dari paru-paru, sehingga menyebabkan sesak nafas.

Penjagaan saluran udara merangkumi semua langkah yang dijelaskan dalam bahagian sebelumnya dan juga:

1. Batuk keluar atau menyedut kahak menggunakan mesin penyedut (*suction machine*) untuk membersihkan saluran udara.
2. Mengelakkan persekitaran udara sejuk, kering atau berhabuk
3. Mengelakkan habuk, gas perengsa dan allergen
4. Apabila terkena udara sejuk, pertimbangkan untuk menutup stoma dengan jaket (dengan memasukkannya sepenuhnya) atau selendang yang longgar serta bernafas dalam ruang tertutup antara jaket dan badan untuk menghangatkan udara yang dihirup
5. Mencegah air masuk ke stoma ketika mandi (lihat di bawah)
6. Pemandiri laringektomi yang turut melalui pembedahan membuang kelenjar limfatik di leher, boleh mengalami kebas pada leher, dagu dan belakang telinga. Akibatnya, mereka tidak dapat merasakan udara sejuk dan boleh menyebabkan gigitan fros di kawasan ini. Oleh

itu, adalah penting untuk menutup kawasan ini dengan selendang atau pakaian hangat.

Menggunakan mesin penyedut

Mesin penyedut boleh dibeli oleh penjaga pemandiri laringektomi sebelum meninggalkan hospital untuk kegunaan di rumah. Ianya digunakan untuk menyedut kahak ketika seseorang tidak dapat batuk dan / atau untuk membuang gumpalan kahak yang banyak. Gumpalan kahak boleh terjadi apabila kahak menjadi pekat dan melekit, membentuk gumpalan yang menyumbat sebahagian atau, jarang, seluruh saluran udara.

Gumpalan kahak boleh menyebabkan sesak nafas yang tiba-tiba dan tidak dapat dijelaskan. Mesin penyedut boleh digunakan dalam keadaan seperti ini untuk membuang gumpalan tersebut dan melegakan pernafasan pesakit. Oleh itu, ia mesti tersedia untuk merawat keadaan kecemasan seperti itu. Gumpalan kahak ini juga dapat dirawat dengan menggunakan "peluru" garam (0.9% sodium klorida atau cecair garam steril dalam tiub plastik) atau dengan memasukkan larutan garam ke dalam stoma. Larutan ini boleh melonggarkan gumpalan kahak agar ia boleh dikeluarkan. Keadaan ini boleh menjadi kecemasan perubatan, jika gumpalan tidak berjaya dikeluarkan setelah beberapa kali mencuba, panggilan ambulans mungkin boleh menyelamatkan nyawa.

Batuk berdarah

Darah pada kahak boleh disebabkan oleh beberapa faktor. Faktor utama adalah kecederaan pada stoma. Mukosa trakea boleh tergores disebabkan oleh trauma semasa membersihkan stoma. Dalam situasi ini, darah umumnya kelihatan merah terang. Penyebab lain yang biasa berlaku untuk batuk berdarah pada pemandiri laringektomi adalah kerengsaan trakea kerana kekeringan yang biasa terjadi pada musim sejuk. Dalam keadaan sebegini, adalah dianjurkan untuk menjaga persekitaran rumah dengan kadar kelembapan yang mencukupi (sekitar 40-50%) untuk membantu mengurangkan pengeringan trakea. Memasukkan garam steril ke dalam stoma juga dapat membantu (Lihat di bahagian Menggunakan mesin penyedut).

Kahak berdarah juga boleh disebabkan oleh gejala jangkitan bakteria kepada paru-paru, jangkitan tuberkulosis, barah paru-paru, atau masalah paru-paru yang lain. Batuk berdarah yang berterusan haruslah dinilai oleh pakar perubatan. Keadaan ini mungkin lebih mendesak jika dikaitkan dengan kesukaran bernafas dan/ atau sakit dada ketika bernafas atau batuk.

Selesema

Selepas pembedahan laringektomi, pesakit tidak lagi bernafas melalui hidung menyebabkan rembesan hidung mereka tidak lagi dapat dikeringkan oleh udara yang bergerak. Akibatnya, rembesan hidung menitis keluar dari hidung setiap kali ia banyak dihasilkan, menyebabkan gejala selesema. Ini biasa berlaku apabila seseorang terdedah kepada udara sejuk dan lembap atau bau yang menjengkelkan. Mengelakkan keadaan begini dapat mengurangkan masalah hidung berair.

Menghilangkan rembesan hidung adalah penyelesaian praktikal yang terbaik. Pemandiri laringektomi yang menggunakan prostesis suara mungkin dapat meniup hidung mereka dengan menyekat stoma dan mengalihkan udara ke arah hidung untuk mengatasi masalah ini.

Pemulihan pernafasan

Selepas laringektomi, udara yang dihirup tidak lagi melalui bahagian atas sistem pernafasan dan memasuki trakea dan paru-paru secara langsung melalui stoma. Seorang pemandiri laringektomi oleh itu, kehilangan bahagian sistem pernafasan yang digunakan untuk menapis, menghangatkan dan melembapkan udara yang mereka hirup.

Perubahan cara pernafasan yang berlaku ini juga boleh mempengaruhi jumlah tenaga yang diperlukan untuk bernafas dan berpotensi mengubah fungsi paru-paru. Kesemua perubahan yang berlaku ini memerlukan penyesuaian, pemulihan dan latihan semula. Tenaga yang diperlukan untuk bernafas sebenarnya lebih kurang dan lebih mudah bagi pemandiri laringektomi, memandangkan rintangan aliran udara ketika udara melewati hidung dan mulut telah ditiadakan. Disebabkan lebih mudah untuk udara masuk ke paru-paru, pemandiri laringektomi tidak lagi perlu mengembung dan mengempiskan paru-paru mereka sepenuhnya seperti yang mereka lakukan sebelumnya. Oleh itu, pemandiri laringektomi secara lazimnya mempunyai keupayaan paru-paru yang berkurang tetapi keupayaan bernafas yang lebih berbanding sebelumnya.

Terdapat beberapa langkah untuk pemandiri laringektomi memelihara dan meningkatkan keupayaan paru-paru mereka:

1. Penggunaan HME dapat menimbulkan rintangan kepada pertukaran udara. Ini memaksa individu untuk mengembangkan paru-paru mereka sepenuhnya untuk mendapatkan jumlah oksigen yang diperlukan

2. Latihan dan pemulihan berkala di bawah pengawasan dan bimbingan terapis fizikal dapat menyebabkan paru-paru mengembang sepenuhnya dan meningkatkan kadar jantung dan pernafasan individu

3. Menggunakan pernafasan diafragma. Kaedah pernafasan ini memungkinkan penggunaan kapasiti paru-paru secara lebih besar (Lihat Bab 6)

Kesimpulan

Pasca pembedahan, pemandiri laringektomi berpotensi mengalami masalah kahak yang banyak, kering, bergumpal dan mungkin berdarah. Masalah ini boleh di atasi dengan pemakaian alat HME atau penutup stoma yang boleh memerangkap haba dan kelembapan udara.

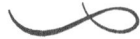

BAB LAPAN

Penjagaan Stoma

Pendahuluan

Stoma adalah bukaan yang menghubungkan bahagian rongga badan dengan persekitaran luar. Stoma dibentuk semasa pembedahan laringektomi untuk menghasilkan bukaan baru bagi trakea di leher pesakit, seterusnya menghubungkan paru-paru ke atmosfera luar, sesuai untuk fungsi pernafasan. Adalah amat penting untuk menjaga stoma dan memastikan keberkesanannya sebagai penghubung saluran pernafasan.

Penjagaan am

Adalah sangat penting untuk menutup stoma pada setiap masa untuk mengelakkan kotoran, habuk, asap, mikro-organisma, dan lain-lain bendasing daripada masuk ke dalam trakea dan paru-paru.

Terdapat pelbagai jenis penutup stoma. Yang paling berkesan dikenali sebagai alat penukar haba dan kelembapan *"Heat and Moisture Exchanger (HME)"* kerana alat ini akan menutup rapat di sekitar stoma. Selain menapis kotoran, HME memelihara sebahagian kelembapan dan haba di dalam saluran pernafasan dan mencegah pesakit daripada kehilangan kelembapan dan haba. Oleh itu, HME membantu memulihkan suhu, kelembapan dan kebersihan udara yang dihirup kepada keadaan seperti sebelum laringektomi.

Stoma sering mengecil pada minggu pertama atau beberapa bulan setelah ia dibentuk melalui pembedahan. Untuk mengelakkan ia tertutup sepenuhnya, pada peringkat awal tiub trakeostomi atau tiub laringektomi mungkin dibiarkan dalam stoma selama 24 jam sehari. Lama-kelamaan tempoh ini dikurangkan secara beransur-ansur. Selalunya ia dibiarkan semalaman sehingga pengecilan stoma tidak lagi berlaku.

Penjagaan stoma dengan menggunakan tapak atau pelekat: Kulit di sekitar stoma boleh menunjukkan reaksi terhadap bahan pelekat dan tapak. Bahan yang digunakan untuk menanggalkan tapak lama dan menyiapkan kulit untuk melekatkan tapak yang baru boleh menyebabkan reaksi terhadap kulit. Ketika menanggalkan tapak lama yang melekat kepada kulit, terdapat kemungkinan berlaku kecederaan atau reaksi kepada bahagian kulit yang terlibat.

Kain lap pelembut pelekat (cthnya., *Remove* ᵀᴹ, *Smith & Nephew, Inc.*) dapat membantu mengeluarkan tapak yang dilekatkan dengan lebih mudah. Ia diletakkan di pinggir tapak dan membantu tapak terlepas dari kulit ketika dicabut. Menyapu kawasan kulit dengan *Remove* ᵀᴹ membersihkan kulit daripada sisa-sisa pelekat yang digunakan untuk melekatkan tapak yang terdahulu. Penting untuk membersihkan baki bahan *Remove* ᵀᴹ dengan alkohol agar tidak menyebabkan iritasi pada kulit. Apabila tapak baru digunakan, bersihkan *Remove* ᵀᴹ terlebih dahulu agar tiada masalah berlaku semasa meletakkan gam sekali lagi.

Secara umumnya, adalah tidak digalakkan untuk membiarkan tapak melebihi tempoh 48 jam. Bagaimanapun, sebilangan individu menyimpan tapak lebih lama, dan menggantinya apabila menjadi longgar atau kotor sahaja. Pada sesetengah orang, membuka pelekat lebih menjengkelkan daripada melekatkannya kembali. Sekiranya kulit mengalami iritasi, lebih baik biarkan tapak selama 24 jam sahaja. Sekiranya masalah iritasi berterusan, disarankan agar tidak menggunakan tapak dan pelekat selama sehari atau sehingga kawasan itu sembuh dan tutuplah stoma menggunakan tapak yang kaku tanpa gam atau penutup busa. Terdapat pelekat hidrokoloid khas yang boleh digunakan untuk kulit yang sensitif. Penggunaan kain lap pelindung kulit berbentuk filem cair (iaitu, *Skin Prep* ™, *Smith & Nephew, Inc.*) sebelum meletakkan gam juga berpotensi mengelakkan iritasi kulit yang sensitif.

Penjagaan stoma semasa menggunakan tiub trakeostomi: Pengumpulan lendir dan geseran tiub trakeostomi boleh menyebabkan iritasi pada kulit di sekitar stoma. Kulit di sekitar stoma harus dibersihkan sekurang-kurangnya dua kali sehari untuk mengelakkan bau, iritasi dan jangkitan. Sekiranya kawasan itu kelihatan merah, sakit atau berbau busuk, pembersihan stoma harus dilakukan lebih kerap lagi. Sebaiknya hubungilah doktor sekiranya berlaku ruam, bau yang luar biasa, dan/ atau cairan hijau kekuningan yang muncul di sekitar stoma.

Iritasi kulit di sekitar stoma

Sekiranya kulit di sekitar stoma mengalami iritasi dan kelihatan merah, lebih baik biarkannya tidak tertutup dan tidak mendedahkannya kepada sebarang cecair atau bahan kimia selama 1-2 hari untuk penyembuhan. Kadang-kadang boleh berlaku iritasi terhadap beberapa cecair yang digunakan untuk menyediakan dan melekatkan tapak bagi alat HME. Mengelakkan cecair ini dan mencari bahan lain yang tidak menyebabkan iritasi sangat membantu. Penggunaan pelekat hidrokoloid merupakan penyelesaian yang baik untuk pesakit dengan kulit yang sensitif.

Sekiranya terdapat tanda-tanda jangkitan seperti ulser dan kemerahan, penggunaan antibiotik topikal boleh membantu. Dapatkan nasihat daripada doktor terutamanya jika jangkitan tidak sembuh. Doktor boleh mendapatkan kultur bakteria dari kawasan yang terjejas dan seterusnya membantu dalam pemilihan terapi antimikrobia.

Melindungi stoma daripada air ketika mandi

Penting untuk mengelakkan air daripada memasuki stoma ketika sedang mandi. Sejumlah kecil air di trakea umumnya tidak mendatangkan bahaya dan boleh dibatukkan keluar dengan cepat. Walau bagaimanapun, sekiranya pesakit tersedak sejumlah besar air, ianya boleh membahayakan.

Kaedah-kaedah untuk mengelakkan air daripada memasuki stoma termasuklah:

1. Menutup stoma dengan telapak tangan dan tidak menghirup udara semasa air diarahkan ke kawasan sekitar stoma

2. Memakai bib dengan lapisan plastik di bahagian luar
3. Menggunakan alat komersial yang boleh digunakan untuk menutup stoma ketika mandi
4. Memakai penutup stoma, atau tapak alat HME ketika mandi
5. Memberhentikan pernafasan selama beberapa saat semasa mencuci kawasan yang dekat dengan stoma
6. Mandi pada penghujung hari sebelum menanggalkan HME dan tapaknya. Kaedah mudah ini dapat menjadikan mandi lebih mudah
7. Semasa mencuci rambut, turunkan dagu di bawah stoma dengan membongkok

Masalah tersedak melalui stoma

Pemandiri laringektomi berisiko tersedak air yang mungkin mengandungi mikro-organisma seperti virus dan bakteria. Air paip berkemungkinan mengandungi bakteria dimana bilangan bakteria berbeza-beza bergantung pada keberkesanan rawatan air dan sumbernya (contohnya, telaga, sungai tasik dll.). Air kolam mengandungi klorida yang mengurangkan bakteria, tetapi tidak mungkin mensterilkan air. Air laut pula mengandungi banyak bakteria dimana jenis dan kepekatannya mungkin berbeza-beza.

Apabila air yang tidak bersih masuk ke dalam paru-paru, ia boleh menyebabkan radang paru-paru. Kejadian jangkitan paru-paru (*pneumonia*) daripada masalah tersedak bergantung kepada berapa banyak air yang disedut, jumlah kahak yang dikeluarkan melalui batuk, serta sistem imun seseorang individu.

Salah satu penyebab utama masalah pernafasan di kalangan pemandiri laringektomi adalah tersedak kertas tisu yang nipis atau tuala kertas ke dalam saluran pernafasan trakea. Ini boleh menjadi sangat berbahaya dan boleh mengakibatkan sesak nafas. Ia biasa berlaku semasa menutup stoma dengan kertas tisu ketika batuk untuk mengeluarkan kahak. Semasa batuk terdapat tekanan udara yang sangat kuat yang boleh menyedut kertas tisu ke dalam trakea secara tidak sengaja. Cara untuk mencegahnya adalah dengan menggunakan tuala kain atau tuala kertas yang kuat supaya tidak mudah pecah, walaupun lembap. Penggunaan tisu nipis harus dielakkan.

Cara lain untuk mengelakkan masalah tersedak kertas tisu ialah menahan nafas sehingga seseorang selesai membersihkan kahak dengan tisu dan mengalihkan kertas tisu atau tuala kertas dari kawasan stoma.

Masalah tersedak bendasing yang lain juga harus dicegah dengan menutupi stoma setiap saat dengan alat penukar haba dan kelembapan (HME), penutup busa, atau penutup stoma.

Masalah tersedak air ke dalam stoma semasa mandi boleh dicegah dengan memakai alat yang menutupi stoma (lihat di atas). Seseorang boleh menggunakan HME semasa mandi dan / atau mengelakkan bernafas ketika air diarahkan ke kawasan stoma.

Mandi di dalam tab boleh dilakukan dengan selamat selagi paras air tidak mencapai paras stoma. Kawasan di atas stoma hendaklah dicuci dengan kain lap yang bersabun. Penting untuk mengelakkan air sabun daripada termasuk ke dalam stoma.

Kesimpulan

Stoma merupakan satu-satunya bukaan saluran pernafasan bagi seseorang pemandiri laringektomi, yang tidak lagi boleh bernafas melalui hidung dan mulut. Ianya perlu dibersihkan dan dilindungi daripada bendasing pada setiap masa.

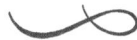

Alat penukar haba dan kelembapan (Heat and Moisture Exchanger, HME)

Pendahuluan

HME berfungsi sebagai pelindung stoma dimana ia melekat dengan rapat pada kulit dan stoma. Selain dari menapis habuk dan partikel yang lebih besar dalam udara yang disedut, HME juga berfungsi untuk meningkatkan kelembapan dan haba pada udara yang masuk ke dalam paru-paru dan mengelakkan ianya terlepas keluar serta menambah rintangan kepada pengaliran udara. HME membantu mengembalikan kawalan haba, kelembapan dan memastikan kebersihan udara yang disedut seperti keadaan sebelum laringektomi.

Kelebihan penggunaan HME

Pemandiri kanser laring yang telah menjalani laringektomi digalakkan menggunakan alat penukar haba dan kelembapan (*Heat and Moisture Exchanger HME*). Di Amerika, HME boleh didapati melalui syarikat *Atos Medical* dan *InHealth Technologies* (Rajah 6). HME boleh digunakan atau dilekatkan pada alat yang dimasukkan pada stoma seperti tiub laringektomi atau tiub trakeostomi, "*Barton Mayo Button*™ " dan/atau "*Lary Button*™". HME juga boleh diletakkan pada acuan atau tapak yang melekat pada kulit di sekeliling stoma.

Kaset HME direka supaya ianya boleh dikeluarkan dan diganti setiap hari. Bahan seperti span pada kaset HME yang membantu mengekalkan kelembapan dalam paru-paru itu telah dirawat dengan agen antimikrobial. Ianya tidak boleh dibasuh dan tidak boleh diguna semula kerana agen antimikrobial akan hilang keberkesanannya apabila digunakan terlalu lama atau apabila dibasuh dengan air atau apa-apa bahan pencuci.

HME memerangkap haba dan kelembapan udara ketika proses menghembus nafas (ekspirasi). Ianya juga mengandungi *chlorhexidine* (agen antibakteria), sodium klorida (NaCl), kalsium klorida (CaCl) (memerangkap kelembapan), arang yang diaktifkan (menyerap asap), dan HME perlu dibuang setelah 24 jam digunakan.

Antara kelebihan HME adalah: meningkatkan kelembapan di dalam paru-paru (yang seterusnya mengurangkan penghasilan kahak atau mukus), mengurangkan kepekatan kahak pada saluran pernafasan, mengurangkan risiko sumbatan pernafasan disebabkan gumpalan kahak, dan mengembalikan rintangan saluran pernafasan ke tahap normal semasa pernafasan bagi mengekalkan kapasiti paru-paru.

Terdapat juga jenis HME yang digabungkan dengan penapis elektrostatik yang mengurangkan risiko kontaminasi bakteria, virus, habuk dan debunga pada udara yang disedut (inhalasi) dan dihembus (ekshalasi). Udara yang diinhalasi yang telah ditapis kandungan debunga akan mengurangkan iritasi saluran pernafasan terutamanya ketika alergen tinggi di dalam udara pada musim yang tertentu. Memakai HME yang digabungkan dengan penapis elektrostatik ini juga mengurangkan risiko jangkitan virus dan bakteria, terutamanya ketika berada di kawasan yang sesak atau tertutup. Terdapat juga penapis HME yang baru dicipta untuk menapis kuman yang berpotensi menjangkiti paru-paru (*Provox Micron* ^{TM}, *Atos Medical*).

Adalah amat penting untuk difahami bahawa pelindung stoma yang biasa seperti penapis *Laryngofoam*^{TM}, askot, bandana, dan sebagainya, tidak memberikan kelebihan dan kebaikan kepada pemandiri laringektomi setanding dengan penapis HME.

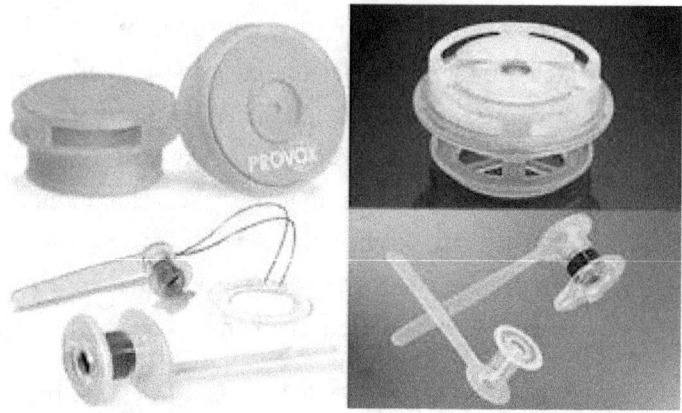

Rajah 5: Prostesis suara (bawah) and alat HME (atas) yang dikomersilkan oleh syarikat *Atos (Provox)* dan *InHealth*

Kesan penapis HME kepada pernafasan seorang pemandiri laringektomi

Pembedahan laringektomi mengganggu sistem pernafasan yang mana udara yang disedut tidak lagi melalui hidung dan sistem pernafasan bahagian atas seperti kebiasaannya untuk memastikan kelembapan dan regulasi haba udara yang disedut. Keadaan selepas pembedahan ini juga mengurangkan rintangan ketika pernafasan dan usaha yang diperlukan ketika proses inhalasi. Ini adalah kerana rintangan udara telah dinyahkan dan jarak yang perlu dilalui untuk udara sampai ke paru-paru juga lebih pendek. Ini bermaksud seorang pemandiri laringektomi tidak perlu bekerja keras seperti biasa untuk menyedut udara melalui sistem pernafasan udara bahagian atas (hidung, saluran belakang hidung dan tekak), dan paru-paru mereka tidak perlu mengembang seperti keadaan sebelum pembedahan laringektomi melainkan mereka melakukan sesuatu untuk mengekalkan kapasiti paru-paru seperti senaman dan cara yang tertentu. HME boleh mengembalikan kapasiti paru-paru ini dengan meningkatkan rintangan udara yang diinhalasi dimana ini dilihat boleh menambahkan tenaga yang diperlukan untuk pernafasan.

Pemakaian tapak HME

Faktor utama untuk memastikan tapak HME bertahan lama adalah bukan sahaja dengan melekatkannnya pada kulit dengan baik, tetapi juga menanggalkan pelekat yang lama dan mencuci kawasan sekeliling stoma sebelum melekatkan pelekat dan gam yang baru. Pembersihan kawasan kulit sekeliling stoma dengan cermat adalah sangat penting (Rajah 6).

Sesetengah individu mempunyai bentuk leher di sekeliling stoma yang tidak sesuai untuk pelekatan tapak HME. Terdapat beberapa jenis tapak HME; pakar terapi pertuturan boleh membantu dalam memilih jenis yang sesuai. Pemilihan jenis tapak HME yang sesuai mungkin memerlukan beberapa cubaan. Dengan beredarnya masa, pengurangan bengkak selepas pembedahan dan perubahan bentuk stoma, jenis dan saiz tapak stoma yang sesuai digunakan juga mungkin berubah.

Panduan pemakaian tapak HME adalah seperti disenaraikan di bawah. Semasa proses ini kesabaran adalah penting untuk memastikan cecair pelekat (contohnya., *Skin Prep*[TM] *Smith & Nephew, Inc. Largo, Fl 33773*) dan pelekat silikon sudah betul-betul kering sebelum memasang tapak HME.

1. Bersihkan gam yang lama dengan menggunakan tisu pembersih (*e.g., Remove*[TM]*, Smith & Nephew, Inc. Largo, Fl 33773*)

2. Lap *Remove*[TM] dengan mengunakan pengelap alcohol (sekiranya ini tidak dilakukan, *Remove*[TM] yang tertinggal akan mengganggu pelekat yang baru)

3. Lap kulit dengan menggunakan tuala basah dan sabun

4. Bersihkan sabun dengan tuala basah dan kemudian lap hingga kering

5. Sapukan *Skin Prep*™ dan biarkannya kering selama 2 hingga 3 minit. (Ini sangat penting kepada mereka yang menggunakan injap pertuturan automatik, *automatic speaking valve*)

6. Pasangkan tapak HME pada lokasi yang bersesuaian untuk membenarkan pengaliran udara dan pelekatan yang terbaik

7. Untuk lekatan yang lebih kuat, letakkan pelekat kulit silikon atau *Skin-Tac* ™ *wipe* (*Torbot, Cranston, Rhode Island, 20910*) dan biarkan ianya kering selama 3 hingga 4 minit. (Ini adalah penting terutamanya bagi pengguna injap pertuturan automatik, *automatic speaking valve*)

8. Lekatkan tapak HME pada lokasi yang terbaik yang akan membenarkan pengaliran udara dan lekatan yang baik

9. Pengguna HME bebas tangan perlu menunggu 5 hingga 30 minit untuk memastikan pelekat telah melekat dengan baik sebelum memulakan percakapan

Sesetengah pakar pertuturan mencadangkan pemanasan tapak HME sebelum pemakaiannya dengan cara menggosokkannya menggunakan tangan, meletakkannya di bawah ketiak dalam beberapa minit, atau dengan cara menggunakan pengering rambut. Perlu berhati-hati agar pelekat tidak telalu panas. Pemanasan pelekat adalah sangat penting jika pelekat jenis hidrokoloid (*hydrocolloid*) digunakan kerana haba diperlukan untuk mengaktifkan gam pada pelekat.

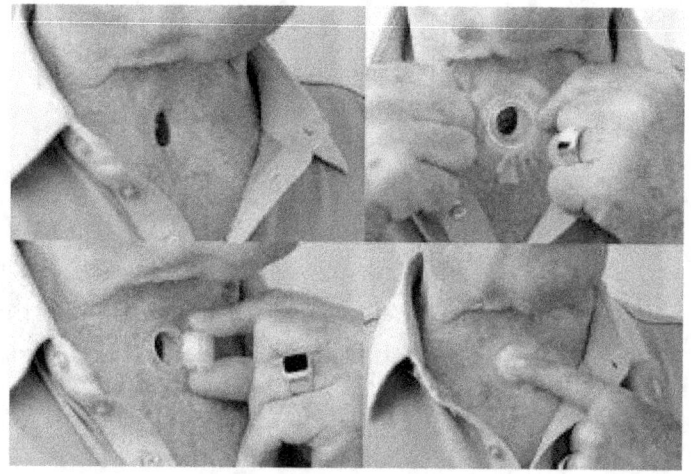

Rajah 6: Penggunaan tapak dan alat HME

Penggunaan alat HME bebas tangan (*hands free HME*)

Alat HME bebas tangan (*hands free*) membolehkan pertuturan berlaku tanpa perlu menekan HME dengan jari supaya udara dari paru-paru disekat dari keluar tetapi dialihkan ke injap prostesis. Alat ini memudahkan seseorang melakukan aktiviti vokasional dan rekreasi. Awas, semasa penggunaan alat HME bebas tangan ini, tekanan yang dihasilkan semasa ekshalasi boleh menyebabkan pelekat tapak terbuka. Untuk mengelakkan ini berlaku, dinasihatkan, tekanan semasa ekshalasi dikurangkan dengan bertutur secara perlahan dan seperti berbisik, dan mengambil nafas setiap 5 hingga 7 perkataan. Menyokongnya dengan jari sekiranya ada keperluan untuk bertutur dengan kuat boleh membantu. Alat HME perlu ditanggalkan dari tapaknya dengan cepat sebelum batuk.

Penapis udara (juga dinamakan sebagai *cassette in Provox FreeHands HME*) yang terdapat pada alat bebas tangan perlu ditukar secara berkala (setiap 24 jam atau lebih awal sekiranya penapis tersebut kotor atau diselaputi kahak atau mukus). Walau bagaimanapun alat HME bebas tangan boleh digunakan dalam jangka masa yang panjang (6 bulan hingga setahun) sekiranya digunakan dengan betul dengan cara pembersihan yang teliti. Alat bebas tangan ini memerlukan proses penyesuaian supaya kena dengan pernafasan dan kebolehan bertutur seorang pemandiri laringektomi. Cara penggunaan dan penjagaannya disertakan oleh pengeluar alat ini.

Kunci kepada pertuturan menggunakan alat HME bebas tangan adalah belajar untuk bercakap tanpa melekangkan pelekat dari kulit. Penggunaan pernafasan diafragma membolehkan lebih udara ekshalasi, seterusnya mengurangkan usaha percakapan dan menambahkan perkataan yang boleh dikeluarkan dalam setiap nafas. Cara ini mengelakkan penghasilan tekanan udara di dalam trakea yang boleh melekangkan pelekat tapak HME. Ia mungkin memerlukan masa dan kesabaran untuk berlatih bertutur dengan cara ini, dan panduan dari pakar pertuturan mungkin membantu.

Adalah penting untuk mengikuti langkah-langkah seperti yang dianjurkan di ruangan penjagaan HME (lihat Pemakaian tapak HME di atas) termasuk membersihkan kawasan di sekeliling stoma dengan *Remove*™, alkohol, air dan sabun, menggunakan *Skin Prep*™ dan akhirnya gam (*Skin Tag*™). Dengan mengikuti langkah-langkah yang telah disarankan, ianya boleh melanjutkan jangka masa penggunaan tapak HME dan mengurangkan kemungkinan kebocoran udara melalui pelekat.

Inhalasi udara adalah sedikit sukar dengan penggunaan HME bebas tangan berbanding dengan HME biasa. Untuk membolehkan inhalasi udara yang lebih banyak, disarankan memutarkan injap arah jam untuk kedua-dua alat *Atos FreeHands*™ dan *InHealth HandsFree*™.

Walaupun pencegahan pelekat dari melekang adalah mencabar, ramai pemandiri laringektomi menghargai kebolehan bertutur dengan cara yang natural dan suka dengan kebebasan penggunaan kedua belah tangan ketika sedang bercakap. Ada yang menggunakan penguat suara (*voice amplifier*) supaya kurang usaha bercakap diperlukan seterusnya kurang tekanan udara dihasilkan supaya lekatan pelekat tapak HME dapat bertahan lebih lama. (Lihat Bab 6)

Pemakaian HME pada waktu malam

Sesetengah HME boleh dipakai selama 24 jam (seperti, *Atos Medical*). Sekiranya pelekat masih baik dan tidak bocor, ianya boleh dipakai pada waktu malam sehingga pagi. Tetapi sekiranya tidak lagi berada dalam keadaan baik, tapak yang telah diubah suai boleh digunakan pada waktu malam. *Atos Xtra BasePlate*™ boleh dikecilkan dengan membuang bahagian luar yang lembut dan meninggalkan bahagian dalam yang keras. Tapak ini adalah melekit, jadi ia boleh melekat pada stoma walaupun tanpa gam, dan pemakainya itu masih boleh bercakap. Antara cara yang lain adalah dengan mengguna tiub *LaryTube* pada waktu malam.

Menyembunyikan HME

Selepas pembedahan laringektomi, individu itu akan bernafas melalui lubang atau bukaan trakeostomi di leher yang dipanggil stoma. Kebanyakan individu memakai HME pada stoma untuk menapis udara yang disedut untuk mengekalkan kehangatan dan kelembapan pada saluran pernafasan. Stoma yang dipakai HME atau penapis akan kelihatan ketara dan pemandiri laringektomi mempunyai pilihan untuk menyembunyikan HME tersebut dengan pakaian, askot, atau barang kemas di leher atau membiarkannya kelihatan kepada umum.

Tidak menutup stoma

Pernafasan mungkin lebih mudah tanpa pelindung tambahan yang akan mengganggu aliran udara. Membiarkan stoma tanpa pelindung memudahkan pembersihan kawasan yang terdedah dan alat HME juga mudah dikeluarkan sekiranya individu itu hendak batuk atau bersin. Keinginan untuk batuk dan bersin selalunya datang secara tiba-tiba dan sekiranya HME tidak dikeluarkan dengan segera, ia akan tersumbat dengan kahak.

Membiarkan kawasan stoma terbuka mungkin menyebabkan suara yang dihasilkan lemah dan tidak jelas dan ini menggalakkan mereka yang mendengar memberi lebih perhatian kepada pemandiri laringektomi. Ia juga memudahkan pasukan kesihatan untuk mengenalpasti anatomi yang unik ini sekiranya individu tersebut memerlukan bantuan pernafasan. Sekiranya keadaan unik laringektomi tidak kenalpasti dengan cepat, bantuan pernafasan mungkin akan diberi pada mulut dan hidung seperti kebiasannya dan bukan melalui stoma di leher. (Lihat Bab 17)

Mendedahkan stoma di leher juga menunjukkan sejarah perubatan pesakit dan fakta yang beliau adalah seorang pemandiri kanser yang perlu meneruskan kehidupan walaupun dengan kekurangan diri disebabkan pembedahan laringektomi yang telah dilalui. Walaupun terdapat ramai pemandiri kanser di dalam masyarakat tetapi identiti mereka disembunyikan dari umum.

Mereka yang menyembunyikan stoma dengan memakai pelindung stoma atau sekeping kain bertujuan mengelakkan masyarakat merasa terganggu dengan keadaan stoma tersebut. Mereka juga tidak mahu mendedahkan sesuatu yang mencacatkan dan mahukan keadaan ini tidak ketara supaya kelihatan senormal yang boleh. Pemandiri laringektomi perempuan lebih kerap menyembunyikan stoma kerana mereka ini kebiasaannya lebih prihatin dengan keadaan fizikal mereka. Sesetengah mereka merasakan menjadi seorang pemandiri laringektomi hanya minoriti dari populasi umum; jadi ianya tidak perlu diiklankan.

Terdapat kebaikan dan kesan pada setiap langkah yang diambil dan pilihan terakhir berbalik kepada individu itu sendiri.

Kesimpulan

Pemakaian alat HME berpotensi melindungi stoma dan memulihkan kapasiti paru-paru pemandiri laringektomi jika digunakan secara berterusan. Walaubagaimanapun, penggunaannya dalam jangkamasa yang panjang boleh menambah beban kewangan kepada pesakit laringektomi.

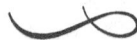

BAB SEPULUH

Penggunaan dan penjagaan Prostesis suara trakeo-esofageal

Pendahuluan

Prostesis suara diletakkan pada tusukan trakeo-esofageal (TEP) yang menghubungkan trakea dan esofagus untuk pesakit yang inginkan cara bertutur sebegini. Ini membolehkan pesakit menghembus keluar udara dari trakea ke esofagus melalui prostetik silikon yang menghubungkan antara dua organ ini, seterusnya menghasilkan getaran di bahagian bawah faring.

Jenis-jenis Prostesis Suara

Terdapat dua jenis prostesis suara : Jenis pertama, prostesis tinggal di dalam (*indwelling*) : yang diletakkan secara pembedahan dan penukaran dilakukan oleh pakar pertuturan atau doktor pakar otolaringologi. Jenis yang kedua , prostesis boleh ubah dimana pesakit sendiri yang menukar prostesis suara tersebut .

Jenis yang pertama, prostesis tinggal di dalam (*indwelling*) tahan lebih lama dari jenis yang kedua. Walaupun alat prostesis jenis ini tahan lebih lama, lama-kelamaan ia akan bocor akibat jangkitan kulat atau kuman lain. Jangkitan ini menyebabkan kerosakan pada injap prostesis. Injap tersebut tidak lagi dapat menutup sepenuhnya menjadikan ia tidak ketat, dan kebocoran berlaku dimana cecair boleh tembus melaluinya.

Prostesis tinggal di dalam *(indwelling)* , yang diletakkan oleh pakar bedah boleh berfungsi selama berminggu hingga berbulan. Pakar pertuturan menyarankan agar ia perlu ditukar selepas 6 bulan walaupun tidak bocor . Ini kerana jika alat prostesis disimpan lama, ia akan menyebabkan lubang tusukan menjadi lebar.

Pesakit akan lebih bebas dalam penjagaan prostesis suara jika menggunakan jenis yang kedua. Ia boleh ditukar oleh pesakit pada masa yang lebih teratur (setiap 1 ke 2 minggu). Ada pesakit hanya menukar alat ini bila berlaku kebocoran. Protesis lama boleh dicuci dan digunakan beberapa kali.

Beberapa faktor menentukan keupayaan individu untuk menggunakan prostesis jenis kedua , iaitu yang ditukar sendiri oleh pesakit:

1. Kawasan tusukan perlu senang dicapai oleh pesakit, walau bagaimanapun, kawasan tusukan ini boleh berubah tempat, menyebabkan ia susah dicapai
2. Pesakit perlu mempunyai penglihatan yang cukup, ketangkasan tangan yang baik, yang membolehkan pesakit sendiri membuat prosedur tersebut dan mengikuti langkah-langkah terlibat

Prostesis jenis pertama, tinggal di dalam (*indwelling*), tidak perlu ditukar sekerap prostesis jenis kedua.

Perbezaan utama antara prostesis jenis pertama dan kedua ialah ukuran bebibir. Ukuran bebibir yang besar untuk prostesis jenis pertama membolehkan ia lebih sukar untuk tercabut. Perbezaan lain ialah kepak penyisipan tidak perlu dibuang dari protesis jenis kedua kerana ia menolong untuk mengukuhkan prostesis. Secara amnya , tiada perbezaan dari segi kualiti suara yang terhasil di antara kedua-dua jenis prostesis ini.

Apa perlu dibuat jika prostesis bocor atau tercabut?

Jika prostesis bocor atau tercabut atau dibuang secara tidak sengaja, bagi prostesis jenis kedua, ia boleh dimasukkan semula jika ada prostesis tambahan dalam simpanan. Cara lain ialah meletakkan kateter getah dalam tusukan TEP, untuk mengelakkan ia dari tertutup dalam masa beberapa jam. Dengan meletakkan kateter atau prostesis baru, ia menghalang dari keperluan untuk membuat tusukan TEP yang baru. Kebocoran protesis dari bahagian tengah boleh di uruskan sementara dengan meletakkan palam (mengikut jenis dan kelebaran prostesis) sehingga ianya ditukar. Adalah dinasihatkan bagi pesakit yang menggunakan prostesis, untuk membawa palam dan kateter apabila mereka melancong.

Sebab-sebab kebocoran prostesis

Ada dua cara kebocoran prostesis berlaku- kebocoran melalui prostesis dan kebocoran di sekeliling prostesis.

Kebocoran melalui prostesis suara disebabkan oleh kerosakan injap dimana ia tidak boleh ditutup ketat. Antara puncanya ialah jangkitan kulat yang menyelaputi injap;[7] injap mungkin tersangkut dalam keadaan terbuka; cebisan makanan mungkin tersangkut dengan cairan kahak atau rambut (jika ada tisu *flap* bebas) tersangkut di injap, atau prostesis melekat di bahagian belakang dinding esofagus. Prostesis ini tidak lagi dapat berfungsi dengan baik disebabkan kebocoran ini, sama ada di selaputi kulat atau masalah mekanikal.

Jika kebocoran melalui protesis berterusan dari mula ia diletakkan, ini boleh disebabkan injap yang kekal dalam keadaan sentiasa terbuka daripada tekanan negatif yang terhasil semasa proses menelan. Masalah ini boleh diatasi dengan menukar prostesis kepada prostesis yang mempunyai rintangan yang lebih tinggi. Walau bagaimanapun, pesakit mungkin perlu meneran lebih perlu untuk bertutur jika menggunakan prostesis yang mempunyai rintangan yang lebih tinggi. Adalah sangat mustahak untuk menghalang kebocoran kronik ke dalam paru-paru.

Kebocoran di sekeliling prostesis jarang berlaku dan ini disebabkan tusukan TEP melebar atau tisu badan tidak dapat memegang prostesis dengan kuat. Jangka masa prostesis seterusnya akan menjadi lebih pendek. Ini lazimnya berlaku bila kawasan tusukan melebar. Dalam proses meletakkan prostesis melalui tusukan TEP, pelebaran kawasan tusukan mungkin terpaksa dilakukan. Jika tisu badan elastik dan sihat, kawasan ini akan menguncup semula dalam masa yang singkat. Jika ia tidak menguncup, mungkin di sebabkan oleh refluks gastro-esofagus, nutrisi badan yang tidak cukup, pengambilan alkohol yang tinggi, tahap hormon tiroid yang rendah, kawasan tusukan yang tidak tepat, ketumbuhan isi yang tidak sihat, saiz prostesis yang salah, trauma di jalur tusukan TEP, kanser berulang di kawasan setempat atau kawasan lain dan komplikasi radiasi.

Kebocoran di sekeliling prostesis juga berlaku jika prostesis terlalu panjang berbanding dengan jalur tusukan. Jika ini berlaku, prostesis akan bergerak ke hadapan dan ke belakang dalam jalur tusukan (seperti pergerakan piston), yang menyebabkan pelebaran jalur tusukan. Jalur tusukan perlu di ukur dan saiz prostesis suara yang betul perlu diletakkan . Dalam situasi ini , masalah kebocoran akan diatasi dalam masa 48 jam. Jika tisu di sekelilingi prostesis tidak sembuh dalam masa tertentu, adalah perlu untuk menjalani pemeriksan komprehensif oleh doktor pakar Telinga, Hidung dan Tekak.

Sebab lain masalah kebocoran disekeliling prostesis ialah pengecilan salur esofagus. Pengecilan esofagus ini menyebabkan pesakit memerlukan daya yang lebih tinggi untuk menelan bagi makanan/ cecair melepasi kawasan pengecilan ini. Daya menelan yang kuat ini akan menolak makanan / cecair ke kawasan sekeliling prostesis.

Ada beberapa cara yang telah digunakan untuk merawat kebocoran di sekeliling prostesis. Ini termasuk mengeluarkan prostesis tersebut dan diganti dengan kateter bersaiz kecil untuk menggalakkan penguncupan secara sendiri ; jahitan " *purse-string* " di sekeliling jalur tusukan, suntikan gel, kolagen atau *"micronized AlloDerm® (LifeCell, Branchburg, N.J. 08876) "*; membakar tisu sekeliling dengan bahan kimia (*silver nitrate*) atau elektrik (*electrocautery*); pemindahan lemak sendiri; meletakkan prostesis yang bersaiz lebih besar, untuk memberhentikan kebocoran. Rawatan refluks (sebab utama kebocoran) meningkatkan kemungkinan tisu esofagus untuk sembuh seperti sedia kala.

Tidak digalakkan untuk terus menambah diameter prostesis

Secara amnya, jika diameter prostesis suara lebih besar, ianya adalah lebih berat. Ini menyebabkan tisu menjadi lemah kerana tidak dapat menampung prostesis yang berat ini, menjadikan masalah lebih besar kepada tusukan TEP. Bagaimanapun ada yang beranggapan dengan menggunakan diameter yang lebih besar, ini akan mengurangkan tekanan semasa bertutur (diameter yang lebih besar, menghasilkan laluan udara lebih baik) di mana lebih peluang untuk kesembuhan tisu dan dapat merawat refluks pada masa yang sama.

Penggunaan prostesis dengan bebibir esofagus dan/atau trakea yang lebih besar mungkin dapat menolong, kerana bebibir berfungsi sebagai penghalang untuk menutup keliling prostesis pada dinding esofagus dan/atau trakea, jadi kebocoran dapat dielakkan.

Kedua-dua jenis kebocoran, akan menyebabkan batuk yang kuat dengan tekanan yang tinggi di mana ia boleh menyebabkan terjadinya angin pasang di dinding perut dan kelengkang. Cecair yang melalui kawasan bocor ini akan masuk ke paru-paru dan boleh menyebabkan jangkitan kuman paru-paru. Kebocoran ini boleh dilihat dengan meneliti kawasan prostesis apabila pesakit meminum air berwarna. Jika berlaku kebocoran dan tidak dapat diperbetulkan dengan memberus atau menggunakan *bulb* prostesis, ia perlu ditukar dengan secepat mungkin.

Lama-kelamaan, prostesis suara akan bertahan lebih lama sebelum bocor. Ini kerana pembengkakan semakin kurang dan air liur juga berkurangan di sebabkan salur pernafasan mengadaptasi kepada suasana yang baru. Pembaikan ini juga di sebabkan pesakit lebih mahir mengurus prostesis dan lebih biasa dengan penggunaannya.

Pesakit dengan tusukan TEP perlu rawatan ulangan daripada pakar pertuturan kerana mungkin berlaku perubahan kepada jalur tusukan. Ukuran semula mungkin diperlukan kerana panjang dan diameter jalur tusukan berubah dengan masa. Panjang dan diameter prostesis berubah dengan masa kerana pembengkakan semasa tusukan dibuat, pembedahan dan kesan rawatan radioterapi yang semakin mengurang. Ini memerlukan ukuran ulangan untuk panjang dan diameter tusukan oleh pakar pertuturan yang akan memilih saiz prostesis yang bersesuaian.

Salah satu kebaikan prostesis ialah ia boleh membantu menolak makanan yang tersekat dalam salur pemakanan yang sempit. Bila makanan tersekat dalam salur pemakanan di bahagian atas prostesis, dengan bertutur atau menghembus udara melalui prostesis suara, kadang kala makanan yang tersekat akan tertolak ke atas dan menghilangkan halangan tersebut (Lihat Bab 11).

Prostesis mungkin perlu ditukar jika terdapat perubahan dalam kualiti suara, terutama jika suara bertambah perlahan atau pesakit memerlukan usaha pernafasan yang lebih besar. Ini mungkin di sebabkan oleh jangkitan kulat yang mengganggu pembukaan injap.

Menghalang kebocoran pada prostesis suara

Adalah dinasihatkan untuk mencuci lubang dalam prostesis suara sekurang kurangnya 2 kali sehari dan selepas setiap kali makan. Cucian yang betul dapat menghalang dan/ atau menghentikan kebocoran melalui prostesis suara.

1. Sebelum menggunakan berus yang dibekalkan oleh pengeluar produk, ia perlu dicelup ke dalam air panas yang bersih dan dibiarkan beberapa saat sebelum digunakan
2. Masukkan berus ke dalam lubang prostesis (tidak terlalu dalam) dan buat putaran beberapa kali untuk mencuci bahagian dalam prostesis
3. Keluarkan berus dan bilas dengan air panas yang bersih dan ulang proses ini 2 ke 3 kali sehingga

tiada lagi kekotoran yang dikeluarkan oleh berus. Oleh kerana berus sudah direndam dalam air panas, pesakit perlu berhati-hati untuk tidak memasukkan berus melebihi injap bahagian dalam prostesis, untuk mengelakkan kecederaan pada dinding esofagus akibat kepanasan yang tinggi

4. Bilas prostesis suara dua kali dengan menggunakan alat (*bulb*) yang disediakan oleh pengeluar produk menggunakan air suam yang bersih (bukan air panas). Ini untuk mengelakkan kecederaan kepada esophagus. Ttelan sedikit air suam dahulu untuk memastikan suhu air tidak terlalu panas

5. Air suam berfungsi lebih baik berbanding air pada suhu bilik untuk mencuci prostesis kerana air suam dapat melarutkan kuping yang kering dan mukus, dan mungkin dapat membilas keluar (juga mungkin membunuh) koloni kulat yang terbentuk di prostesis

Apa perlu dibuat jika prostesis jenis tinggal di dalam mengalami kebocoran?

Kebocoran boleh berlaku jika cebisan mukus yang kering, cebisan makanan atau rambut (dalam kes pemindahan tisu *flap* bebas) menghalang penutupan injap sepenuhnya. Membasuh prostesis dengan memberus dan membilas dengan air suam (lihat bahagian sebelum ini) dapat mengalihkan sumbatan ini dan menghentikan kebocoran.

Jika kebocoran berlaku melalui prostesis suara dalam masa tiga hari selepas diletakkan, ia mungkin disebabkan oleh kerosakan pada prostesis atau prostesis yang tidak diletakkan dengan cara yang betul. Jangkitan kulat mengambil masa. Jika kebocoran terjadi pada prostesis yang baru, ia disebabkan oleh faktor lain dan bukannya kulat. Sebagai tambahan kepada memberus dan membilas prostesis dengan air suam, memusing prostesis secara perlahan-lahan dapat menolak kekotoran keluar. Jika kebocoran berlarutan, prostesis tersebut perlu ditukar .

Cara paling mudah untuk memberhentikan kebocoran untuk sementara waktu sebelum ia ditukar ialah dengan menggunakan palam. Palam ini spesifik untuk jenis dan kelebaran setiap prostesis suara. Adalah satu idea yang baik untuk mendapatkan palam dari pengeluar dan menyimpannya. Penutupan prostesis dengan palam tidak membolehkan pertuturan berlaku, tetapi boleh mencegah masalah kebocoran ketika makan dan minum. Palam boleh dicabut selepas makan atau minum dan diletakkan semula jika perlu. Ini adalah penyelesaian sementara sebelum prostesis ditukar .

Walaupun ada kebocoran, pesakit perlu sentiasa memastikan bahawa badan mendapat air yang mencukupi. Untuk mengelakkan kekeringan badan, bolehlah duduk dalam bilik berhawa dingin dan menghindarkan diri daripada terdedah dengan cuaca panas . Langkah lain termasuklah mengambil minuman dengan berhati-hati agar tidak ada kebocoran, untuk mengelakkan masalah dehidrasi. Minuman yang mengandungi kafein akan menyebabkan pengeluarkan air kencing yang berlebihan dan ini perlu dielakkan. Pengambilan cecair yang likat boleh mengurangkan kebocoran dan amat digalakkan untuk mengekalkan kandungan cecair badan walaupun ada kebocoran. Banyak jenis makanan yang berasaskan cecair likat (seperti bijirin, sup, agar-agar, roti bakar dicicah dalam susu dan yogurt) dimana tidak mudah untuk tersedak dengan makanan ini. Kebocoran lebih kerap terjadi dengan cecair seperti kopi dan minuman berkarbonat. Buah-buahan juga mungkin mempunyai kandungan air yang banyak (seperti tembikai dan epal). Cara terbaik ialah mencuba makan buah-buahan ini dengan berhati hati.

Cara lain untuk mengurangkan kebocoran sehingga prostesis diganti ialah dengan mencuba dan menelan cecair seperti menelan makanan. Cara ini boleh mengurangkan kebocoran melalui prostesis. Cara-cara ini dapat mengekalkan hidrasi dan nutrisi sehingga prostesis dapat ditukar pada masa akan datang.

Membersihkan prostesis suara

Adalah dicadangkan agar pembersihan prostesis suara dilakukan 2 kali sehari (pagi dan petang), dan sangat digalakkan setiap kali selepas makan (lihat bahagian di atas: Menghalang kebocoran pada prostesis suara) kerana inilah masa dimana makanan dan mukus berkemungkinan terperangakap di situ. Pembersihan adalah amat berguna selepas makan makanan yang melekit atau apabila suara menjadi semakin perlahan.

Sebagai langkah permulaan, mukus di sekeliling prostesis suara perlu dibersihkan menggunakan penyepit kecil, bermuncung bulat. Kemudian, gunakan berus yang dibekalkan oleh pengeluar, yang dimasukkan ke dalam prostesis dan beruslah menggunakan pergerakan berpusing dan ke hadapan dan ke belakang. Berus perlu dibasuh dengan air panas yang bersih setiap kali selepas mencuci prostesis. Prostesis kemudian dibilas 2 kali menggunakan air suam (bukan air panas) dengan menggunakan *bulb* yang dibekalkan oleh pengeluar.

Bulb yang digunakan untuk membilas perlu dimasukkan ke dalam bukaan prostesis sambil memberi sedikit tekanan untuk menutup sepenuhnya pembukaan prostesis. Sudut untuk meletakkan hujung bulb bergantung kepada individu masing-masing. (Pakar pertuturan boleh memberi nasihat untuk pilihan sudut yang terbaik). Prostesis perlu dibilas dengan perlahan dan cermat kerana tekanan air yang kuat akan menyebabkan air terpercik masuk ke dalam trakea. Jika terdapat masalah membilas menggunakan air, bilasan menggunakan udara juga boleh dilakukan.

Setiap pengeluar berus dan *bulb* prostesis suara akan membekalkan pesakit dengan arahan, cara-cara mencuci dan panduan penjagaan barang-barang tersebut. Berus perlu ditukar apabila bulu bulu berus menjadi bengkok atau telah lusuh.

Berus prostesis dan *bulb* yang digunakan untuk membilas, perlu dicuci dengan air panas, dan sabun, dikeringkan dengan tuala setiap kali selepas digunakan. Satu cara untuk sentiasa membersihkannya ialah dengan meletakkan ia di atas tuala yang bersih dan menjemurkannya di bawah cahaya matahari untuk beberapa jam, setiap hari. Cahaya ultraviolet dari mahahari boleh mengurangkan jumlah bakteria dan kulat.

Dengan meletakkan 2 - 3 cc air garam steril ke dalam trakea sekurang kurangnya 2 kali sehari (lebih jika udara kering), memakai alat penukar kepanasan dan kelembapan (HME) sepanjang hari dan menggunakan alat pelembap, boleh membantu mencairkan kahak dan mengurangkan risiko protesis tersumbat.

Menghalang pertumbuhan kulat pada prostesis suara

Pertumbuhan kulat adalah salah satu sebab prostesis bocor dan gagal berfungsi. Walau bagaimanapun, kulat mengambil masa untuk tumbuh dan membentuk koloni yang boleh menghalang injap prostesis baru daripada tertutup sepenuhnya.[9] Oleh itu, kegagalan prostesis berfungsi sejurus ia diletakkan pada stoma, bukanlah disebabkan oleh pertumbuhan kulat.

Individu yang telah menukar prostesis yang sudah tidak lagi berfungsi boleh memastikan kewujudan kulat. Ini boleh dilakukan dengan melihat koloni kulat yang tipikal (*Candida sp*) yang menghalang injap dari tutup sepenuhnya, dan jika boleh, menghantar spesimen dari prostesis untuk ujian kultur kulat.

Mycostatin (ubat anti kulat) biasa digunakan untuk menghalang kegagalan prostesis yang disebabkan kulat. Ubat ini boleh didapati dengan preskipsi sama ada dalam bentuk cecair atau pil. Pil boleh dihancurkan dan dilarutkan ke dalam air sebelum diminum.

Pemberian ubat anti kulat secara profilaksis hanya kerana beranggapan kulat adalah penyebab kegagalan prostesis, mungkin merupakan amalan yang tidak tepat. Ini kerana, ubat ini mahal dan mungkin menyebabkan kulat tidak lagi boleh dirawat dengan ubat yang sama. Selain itu, amalan ini juga mungkin boleh menyebabkan kesan sampingan yang tidak diingini.

Ada pengecualian terhadap arahan ini. Ini termasuk memberi anti kulat sebagai langkah pencegahan kepada pesakit kencing manis; pesakit yang mengambil antibiotik; pesakit dalam rawatan kemoterapi atau steroid; dan pesakit yang jelas ada koloni kulat (koloni kulat menyelaputi lidah dan sebagainya)

Ada beberapa cara untuk menghalang kulat dari membiak pada prostesis:

1. Mengurangkan pengambilan gula dalam makanan dan minuman. Jika mengambil makanan ini, perlu memberus gigi selepas makan / minum makanan bergula

2. Berus gigi setiap kali selepas makan dan sebelum tidur

3. Pesakit kencing manis perlu menjaga kandungan gula dalam darah

4. Mengurangkan pengambilan antibiotik (jika betul-betul perlu sahaja)

5. Selepas mengambil cecair anti kulat melalui mulut, tunggu 30 minit untuk ia memberi kesan dan kemudian gosoklah gigi anda. Ini kerana, ada beberapa cecair anti kulat mengandungi gula

6. Rendam berus prostesis dalam sedikit cecair *myostatin* dan berus bahagian dalam prostesis ini sebelum tidur (cecair anti kulat ini boleh dibuat di rumah dengan melarutkan suku tablet *mycostatin* dalam 3 - 5 cc air). Ini akan meninggalkan sedikit cecair anti kulat di dalam prostesis. Cecair anti kulat yang tertinggal dan

tidak digunakan, perlu dibuang. Jangan letakkan cecair anti kulat terlalu banyak di dalam prostesis kerana ia boleh menitis ke dalam trakea. Bercakap selepas meletakkan cecair anti kulat, akan menolak ubat ini ke bahagian dalam prostesis dan meningkatkan keberkesanannya

7. Pengambilan probiotik dengan memakan susu kultur-aktif dan/atau probiotik yang telah tersedia

8. Memberus lidah perlahan-lahan jika lidah diselaputi dengan kulat (selaput berwarna putih)

9. Menggantikan berus gigi selepas masalah kulat diatasi untuk menghalang jangkitan semula

10. Pastikan berus prostesis sentiasa bersih

Penggunaan *Lactobacillus* untuk menghalang pertumbuhan kulat

Probiotik yang biasa digunakan untuk menghalang pertumbuhan kulat ialah bakteria hidup *Lactobacillus acidophilus*. Tiada kelulusan FDA untuk menggunakan *Lactobacillus acidophilus* bagi menghalang pertumbuhan kulat. Ini bermaksud tiada kajian ilmiah untuk memastikan keselamatan dan keberkesanan penggunaan sediaan ini bagi menghalang pertumbuhan kulat. Persedian makanan yang mengandungi *Lactobacillus acidophilus* dijual sebagai nutrisi tambahan, bukan sebagai ubat. Dos

Lactobacillus acidophilus yang disarankan adalah antara 1 dan 10 bilion bakteria. Biasanya tablet *Lactobacillus acidophilus* mengandungi jumlah bakteria yang disarankan . Dos adalah berbeza dari tablet ke tablet, tetapi secara amnya, adalah dinasihatkan untuk mengambil antara 1 dan 3 tablet sehari.

Walaupun pengambilan *Lactobacillus acidophilus* secara amnya adalah selamat dan bebas kesan sampingan, sediaan oral perlu dielakkan pada individu yang mempunyai kerosakan usus, ketahanan badan yang lemah, atau pertumbuhan bakteria yang cepat dalam usus. Pada individu ini, bakteria *Lactobacillus acidophilus* boleh menyebabkan komplikasi yang serius dan boleh membawa maut. Oleh itu, pesakit laringektomi perlu bertanya kepada doktor sebelum mengambil bakteria hidup ini. Sangat mustahak untuk individu dengan penyakit yang disebutkan di atas untuk mengelak daripada pengambilan bakteria hidup ini.

Kesimpulan

Prostesis trakeo-esofageal perlu dibersihkan sekurang-kurangnya dua kali sehari bagi memanjangkan jangka hayat prostesis disamping mengelakkan komplikasi seperti jangkitan kulat dan kebocoran prostesis.

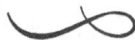

BAB SEBELAS

Fungsi makan, menelan dan deria bau

Pendahuluan

Fungsi badan ketika makan, menelan, dan deria bau tidak lagi sama selepas laringektomi. Ini kerana radiasi (RT) dan pembedahan telah mengubah fungsi ini secara kekal untuk seumur hidup. Pertamanya, terapi radiasi (RT) boleh menyebabkan *fibrosis* otot mengunyah yang seterusnya mengakibatkan seseorang tidak upaya untuk membuka mulut (*trismus*), seterusnya menjadikan fungsi makan itu lebih sukar. Kesukaran makan dan menelan juga dapat disebabkan oleh penurunan pengeluaran air liur dan penyempitan esofagus, ditambah dengan kekurangan peristalsis (pergerakan makanan di dalam salur pemakanan) pada mereka yang telah mengalami rekonstruksi menggunakan tisu *flap*. Deria bau juga akan terjejas kerana udara yang dihirup tidak lagi melewati hidung.

Bab ini menerangkan tentang manifestasi dan cabaran penjagaan pemakanan dan deria bau yang dihadapi oleh pemandiri laringektomi. Ini termasuk masalah menelan, refluks makanan, penyempitan esofagus, dan kesukaran menghidu.

Mengekalkan nutrisi yang mencukupi sebagai pemandiri laringektomi

Fungsi makan boleh menjadi cabaran seumur hidup bagi pemandiri laringektomi. Ini kerana kesukaran menelan, kurangnya penghasilan air liur (yang melumatkan makanan untuk memudahkan pengunyahan), dan perubahan kemampuan seseorang untuk menghidu bau makanan.

Keperluan untuk mengambil jumlah cecair yang banyak semasa makan boleh menyukarkan pengambilan makanan yang banyak. Ini kerana ketika cecair memenuhi perut, terdapat terlalu sedikit ruang lagi yang tinggal untuk makanan. Oleh kerana cecair diserap dalam jangka masa yang lebih singkat, pemandiri laringektomi akhirnya terpaksa mengubah cara pemakanan dengan memakan lebih banyak hidangan dalam kuantiti yang kecil setiap hari berbanding mengambil tiga hidangan dalam kuantiti yang besar seperti sebelumnya. Pengambilan cecair dalam kuantiti yang banyak menjadikan mereka kerap membuang air kecil sepanjang hari dan malam. Ini boleh mengganggu corak tidur seseorang dan boleh menyebabkan rasa letih dan mudah marah. Mereka yang mengalami masalah jantung (contohnya. kegagalan jantung kongestif) mungkin berhadapan dengan masalah kerana membebani sistem peredaran darah mereka dengan cecair yang berlebihan.

Pengambilan makanan yang tinggal lebih lama di dalam perut (contohnya. protin seperti keju putih, daging dan kekacang) dapat mengurangkan keperluan makanan harian, sehingga mengurangkan keperluan untuk meminum cecair. Penting untuk belajar cara makan tanpa meminum banyak cecair. Sebagai contoh, terapi atau rawatan untuk melegakan kesukaran menelan dapat mengurangkan keperluan untuk mengambil cecair, justeru dapat memperbaiki pola tidur seseorang.

Nutrisi dan pemakanan dapat ditingkatkan dengan:

1. Mengambil cecair yang mencukupi, tetapi tidak terlalu banyak
2. Minum kurang cecair pada waktu petang
3. Mengambil makanan sihat

4. Mengambil makanan rendah karbohidrat dan tinggi protin (gula tinggi meningkatkan risiko jangkitan kulat)
5. Mendapatkan nasihat pakar pemakanan (dietetik)

Adalah mustahak untuk memastikan pemandiri laringektomi mengikuti rancangan pemakanan yang seimbang yang mengandungi kandungan nutrisi yang optimum, walaupun menghadapi kesukaran untuk menelan. Diet rendah karbohidrat dan tinggi protin yang merangkumi suplemen vitamin dan mineral adalah penting. Bantuan pakar pemakanan, pakar pertuturan dan penelanan (SLP), dan doktor dalam memastikan bahawa seseorang dapat mengekalkan berat badan yang optimum akan membantu proses pemulihan seseorang pemandiri laringektomi.

Cara membuang (atau menelan) makanan yang tersekat di kerongkongan

Beberapa pemandiri laringektomi mengalami masalah makanan yang tersekat di bahagian belakang kerongkongan secara berulang. Kesukaran ini boleh mencegah seseorang daripada menelan.

Membuang makanan yang tersekat dapat dilakukan melalui kaedah berikut:

1. Pertama, jangan panik. Ingatlah bahawa anda tidak mungkin mati lemas kerana, sebagai laringektomi, esofagus anda benar-benar terpisah dari trakea anda.

2. Cuba minum sedikit cecair (lebih baik suam) dan cubalah memaksa makanan turun dengan menambahkan tekanan ketika menelan mengunakan lidah dan mulut anda. Sekiranya ini tidak berjaya -

3. Sekiranya anda bercakap melalui prostesis suara (TEP), cuba bercakap. Dengan cara ini udara yang anda hembuskan melalui prostesis suara boleh mendorong makanan di atas TEP ke belakang tekak anda, sekaligus melegakan halangan. Cubalah ini dalam kedudukan tegak berdiri dan jika tidak berfungsi, bengkokkan badan di atas sinki dan cuba bercakap. Sekiranya ini tidak berjaya -

4. Bengkokkan badan ke hadapan (di atas sinki atau pegang tisu atau cawan di bawah mulut), turunkan mulut anda di bawah dada dan berikan tekanan ke atas perut dengan tangan anda. Ini memaksa kandungan perut ke atas dan boleh melegakan penyumbatan

Kaedah ini berfungsi untuk kebanyakan orang. Walaubagaimanapun, setiap orang berbeza dan seseorang perlu rajin mencuba untuk mencari kaedah yang paling sesuai untuk mereka. Fungsi menelan, bagaimanapun, menjadi beransur pulih pada sebahagian besar pemandiri laringektomi dari masa ke semasa.

Sebahagian pemandiri laringektomi melaporkan kejayaan menghilangkan penyumbatan dengan mengurut perlahan tekak mereka, berjalan selama beberapa minit, melompat setempat di atas kaki, duduk dan berdiri beberapa kali, memukul dada atau belakang mereka, menggunakan mesin sedutan dengan kateter diatur di belakang tekak mereka, atau hanya menunggu sebentar sehingga makanan dapat turun ke dalam perut dengan sendirinya. Sekiranya kesemua langkah ini tidak mendatangkan hasil dan makanan masih tersekat di bahagian belakang kerongkong, rujukan perlu dibuat kepada pakar otolaringologi atau ke bahagian kecemasan untuk melegakan penyumbatan tersebut.

Masalah refluks

Sebilangan besar pemandiri laringektomi berisiko menghidap penyakit refluks gastro-esofageal, atau GERD. Terdapat dua pita otot atau sfinkter di saluran esofagus yang menghalang refluks daripada perut. Salah satu daripadanya terletak di kawasan di mana esofagus memasuki perut (sfinkter esofagus bawah) dan yang lainnya berada di belakang laring pada pangkal esofagus (sfinkter esofagus atas) di leher. Sfinkter esofagus bawah sering menjadi terganggu apabila terdapat masalah *hiatus hernia* yang dihadapi lebih dari tiga perempat orang berusia lebih tujuh puluh tahun. Semasa laringektomi, sfinkter esofagus atas (*cricopharyngeus*) yang biasanya menghalang makanan daripada kembali ke mulut akan dilepaskan secara pembedahan. Ini menyebabkan bahagian atas esofagus menjadi sentiasa terbuka mendorong kepada refluks kandungan perut masuk ke kerongkong dan mulut. Oleh itu, regurgitasi asid perut dan makanan, terutama pada jam pertama setelah makan, boleh berlaku sekiranya pesakit membongkok ke depan atau berbaring. Ini juga boleh berlaku setelah menghembus nafas dengan kuat ketika mereka yang menggunakan TEP cuba bercakap.

Pengambilan ubat yang mengurangkan keasidan perut seperti antasid dan perencat pam proton (PPI), dapat mengurangkan beberapa kesan sampingan refluks, seperti kerengsaan tekak, kerosakan pada gusi dan rasa tidak sedap. Tidak berbaring selepas makan atau minum juga membantu mencegah refluks. Makan makanan dalam kuantiti yang kecil berkali-kali dalam sehari untuk mengawal gejala refluks daripada makan makanan dalam kuantiti yang besar.

Gejala dan rawatan refluks. Refluks asid berlaku apabila asid yang sepatutnya berada di dalam perut bergerak ke atas dan berada dalam esofagus. Keadaan ini juga disebut penyakit refluks gastro-esofageal atau GERD.

Gejala refluks termasuklah:

1. Pedih ulu hati
2. Rasa tidak selesa atau asid di kerongkong
3. Sakit perut atau dada
4. Kesukaran menelan
5. Suara serak atau sakit tekak
6. Batuk yang tidak dapat dijelaskan (bukan pada laringektomi kecuali jika prostesis suaranya bocor)
7. Pada pemandiri laringektomi: tisu granulasi terbentuk di sekitar prostesis suara, jangka hayat prostesis suara menjadi pendek dan masalah suara

Langkah-langkah untuk mengurangkan dan mencegah refluks meliputi:

1. Menurunkan berat badan (pada mereka yang berlebihan berat badan)
2. Mengurangkan stres dan mengamalkan teknik relaksasi
3. Mengelakkan makanan yang memburukkan gejala refluks (contohnya. kopi, coklat, alkohol, pudina, dan makanan berlemak)
4. Berhenti merokok dan mengurangkan pendedahan pasif kepada asap rokok
5. Makan makanan dalam kuantiti yang kecil beberapa kali sehari, dan bukannya dalam kuantiti yang besar
6. Duduk tegak ketika makan dan tetap tegak tiga puluh hingga enam puluh minit kemudian
7. Mengelakkan berbaring selama tiga jam selepas makan

8. Meninggikan kepala katil dengan ketinggian 6-8 inci (dengan menggunakan bantal untuk menaikkan bahagian atas badan sekurang-kurangnya sekitar 45 darjah)
9. Mengambil ubat yang mengurangkan pengeluaran asid perut, seperti yang ditetapkan oleh doktor
10. Semasa membongkok, bengkokkan lutut dan elakkan daripada membengkokkan bahagian atas badan

Ubat untuk rawatan refluks. Terdapat dua jenis ubat utama yang dapat membantu mengurangkan gejala refluks: antasid dan perencat pam proton. Kedua ubat ini berfungsi dengan cara yang berbeza dengan mengurangkan atau menyekat asid perut.

Antasid dalam bentuk cecair umumnya lebih aktif daripada tablet, dan lebih aktif jika diambil setelah makan atau sebelum tidur, tetapi ia hanya berfungsi dalam tempoh yang singkat sahaja. Perencat pam proton (contohnya. *Omeprazole, Controloc, Nexium* dan *Lansoprazole)* adalah ubat yang paling berkesan dalam merawat GERD dan menghentikan pengeluaran asid perut. Sebilangan ubat ini dijual tanpa preskripsi. Perlu diingatkan bahawa pengambilan ubat ini boleh mengurangkan penyerapan kalsium. Memantau tahap kalsium di dalam darah adalah penting; individu yang mempunyai tahap kalsium rendah mungkin perlu mengambil suplemen tambahan kalsium. Sebaiknya, berjumpalah dengan doktor sekiranya gejala GERD anda teruk atau bertahan lama serta sukar dikawal.

Bercakap ketika makan untuk pemandiri laringektomi

Pemandiri laringektomi yang bercakap melalui prostesis suara trakeo-esofageal mengalami kesukaran untuk bercakap ketika makan. Perkara ini sangat mencabar terutama sekali apabila makanan atau cecair menutup bukaan TEP di belah esofagus. Bercakap pada masa itu adalah mustahil atau kedengaran "berbuih." Ini kerana udara yang masuk ke dalam esofagus melalui prostesis suara harus melalui makanan atau cecair yang ditelan. Tambahan pula, pesakit memerlukan masa yang lebih lebih lama untuk makanan melalui esofagus, lebih-lebih lagi pada seseorang yang telah menjalani pembedahan rekonstruktif untuk menggantikan faring. Ini kerana tisu rekonstruktif tidak mempunyai peristalsis (pergerakan mengecut dan melonggar yang berkoordinasi secara automatik untuk menggerakkan bolus makanan melalui esofagus), maka makanan turun ke bawah hasil tarikan graviti sahaja.

Oleh itu, penting untuk makan perlahan-lahan, campurkan makanan dengan cecair semasa mengunyah dan biarkan makanan melewati kawasan TEP sebelum cuba bercakap. Lama-kelamaan, pemandiri laringektomi dapat mengagak berapa banyak masa yang diperlukan agar makanan dapat melalui esofagus untuk membolehkan pertuturan. Adalah sangat berkesan untuk minum sebelum cuba bercakap sesudah makan.

Terdapat latihan makan dan menelan yang dapat diajar oleh pakar pertuturan dan penelanan (SLP) kepada pemandiri laringektomi supaya mereka boleh mempelajari semula cara menelan dan bercakap tanpa kesulitan.

Kesukaran menelan

Sebilangan besar pemandiri laringektomi mengalami masalah menelan (disfagia) sejurus selepas pembedahan. Ini adalah kerana menelan melibatkan koordinasi antara lebih daripada dua puluh otot dan beberapa saraf. Justeru itu, kerosakan pada mana-mana bahagian sistem disebabkan oleh pembedahan atau radiasi (RT) tentunya menyebabkan kesukaran menelan. Majoriti pemandiri laringektomi dapat belajar bagaimana menelan dengan kesukaran yang minimum. Sebilangan mungkin hanya perlu melakukan penyesuaian kecil ketika makan seperti mengambil gigitan yang lebih kecil, mengunyah dengan lebih teliti, dan minum lebih banyak air ketika makan. Beberapa pemandiri laringektomi pula mengalami kesukaran menelan yang ketara dan memerlukan bantuan untuk meningkatkan kemampuan menelan mereka dengan terapi serta latihan rehabilitasi di bawah seliaan pakar pertuturan dan penelanan yang ahli dalam gangguan menelan.

Fungsi menelan berubah selepas laringektomi dan boleh menjadi lebih rumit apabila ditambah kesan radiasi (RT) dan kemoterapi. Insiden kesukaran menelan dan penyumbatan makanan adalah setinggi lima puluh peratus pesakit, dan jika tidak ditangani, dapat menyebabkan kekurangan zat makanan. Sebilangan besar kesukaran menelan bermula seawal sejurus keluar dari hospital selepas menjalani pembedahan. Ia boleh berlaku ketika cuba makan terlalu cepat dan tidak mengunyah dengan baik. Ia juga boleh berlaku selepas trauma pada esofagus setelah memakan makanan tajam atau minum air yang sangat panas. Ini boleh menyebabkan pembengkakan yang mungkin berlarutan sehingga satu atau dua hari. (Saya menerangkan pengalaman peribadi saya dengan makan dalam buku saya "*My Voice*" dalam Bab 20 berjudul "*Eating*").

Masalah menelan (atau disfagia) adalah perkara biasa selepas laringektomi total. Masalahnya mungkin bersifat sementara atau kekal dalam jangkamasa panjang. Komplikasi masalah menelan termasuk status pemakanan yang buruk, keterbatasan dalam situasi sosial dan kualiti hidup yang merosot.

Pemandiri laringektomi mengalami kesukaran untuk menelan akibat:

- Fungsi abnormal otot-otot faring (*dismotility*)
- Kekejangan *cricopharyngeus* (sfinkter esofagus atas)
- Masalah pergerakan pangkal lidah
- Pembentukan lipatan membran mukus atau tisu parut di pangkal lidah yang disebut "*pseudoepiglottis*". Makanan boleh berkumpul antara *pseudoepiglottis* dan pangkal lidah

- Masalah dengan pergerakan lidah ketika mengunyah, dan mendorong makanan ke faring kerana tulang hyoid yang telah dibuang dan perubahan struktur lain
- Penyempitan faring atau saluran esofagus boleh membataskan laluan makanan yang membawa kepada pengumpulannya
- Pembentukan kantung (*diverticulum*) di dinding faringo-esofagus yang dapat mengumpulkan cecair dan makanan sehingga menyebabkan keluhan makanan tersekat di bahagian atas esofagus

Pemandiri laringektomi biasanya tidak dibenarkan menelan makanan sejurus selepas pembedahan dan mesti diberi makan melalui tiub pemakanan selama dua hingga tiga minggu. Tiub dimasukkan ke dalam perut melalui hidung, mulut atau tusukan trakeo-esofagus dan makanan cair dibekalkan melalui tiub. Amalan ini, bagaimanapun, perlahan-lahan berubah; terdapat bukti yang semakin meningkat bahawa dalam pembedahan biasa, pengambilan melalui mulut boleh dimulakan dengan cecair jernih seawal 24 jam selepas pembedahan. Ini juga boleh membantu fungsi menelan apabila otot yang terlibat terus digunakan dan tidak berehat panjang.

Ketika mula menelan sesudah pembedahan, kebanyakan pesakit mengalami masalah penyumbatan makanan pada bahagian atas esofagus yang mungkin berterusan untuk satu atau dua hari. Ini mungkin disebabkan oleh pembengkakan setempat di bahagian belakang tekak; yang biasanya, akan hilang perlahan-lahan.

Antara cara-cara yang boleh diamalkan untuk mengurangkan masalah penyumbatan makanan ialah:

1. Makan dengan perlahan dan sabar
2. Mengambil sedikit makanan setiap kali dan mengunyah dengan baik
3. Menelan sebahagian kecil makanan pada satu masa tertentu dan selalu mencampurkannya dengan air di mulut sebelum menelan. Air suam menjadikannya lebih mudah ditelan.
4. Membasahkan makanan dengan lebih banyak cecair (Cecair suam mungkin berfungsi lebih baik bagi sesetengah individu ketika cuba untuk membuang makanan yang tersekat)
5. Mengelakkan makanan yang melekit atau sukar dikunyah. Seseorang perlu mengkaji sendiri makanan apa yang lebih mudah dimakan. Sebilangan makanan mudah ditelan (contohnya, roti panggang atau kering, yogurt, dan pisang) dan yang lain cenderung melekit (contohnya, epal, selada dan sayur-sayuran berdaun lain, serta daging panggang)

Masalah menelan mungkin beransur pulih dari masa ke semasa. Walau bagaimanapun, rawatan untuk melebarkan esofagus mungkin diperlukan jika penyempitannya kekal. Tahap penyempitan dapat dinilai dengan ujian menelan. Pelebaran biasanya dilakukan oleh pakar otolaringologi atau pakar gastroenterologi (lihat di bawah di bahagian Pelebaran esofagus.)

Ujian yang digunakan untuk menilai kesukaran menelan

Terdapat lima ujian utama yang boleh digunakan untuk menilai kesukaran menelan:

1. Ujian penelanan barium
2. Videofluoroskopi
3. Penilaian endoskopi sewaktu menelan
4. Pemeriksaan laringoskopi fiberoptik
5. Manometri esofagus (mengukur pengecutan otot esofagus)

Ujian khusus ini dipilih mengikut keadaan klinikal.

Videofluoroskopi biasanya merupakan ujian pertama yang dilakukan pada kebanyakan pesakit. Ia menilai peristiwa-peristiwa tertentu yang terjadi semasa menelan. Ia membolehkan visualisasi dan kajian yang tepat mengenai urutan peristiwa yang membentuk sesuatu telan; ia terhad kepada esofagus bahagian leher sahaja. Video yang diambil dari depan dan sisi, dapat dilihat pada kelajuan yang lebih perlahan untuk membolehkan kajian yang tepat. Ini membantu mengenal pasti pergerakan makanan yang tidak normal, sepert masalah tersedak, pengumpulan, pergerakan struktur anatomi, aktiviti otot, dan masa transit oral dan faring yang tepat. Kesan dari menelan barium dalam pelbagai konsistensi dan kedudukan badan juga dapat diuji. Bolus makanan tebal atau padat dapat digunakan untuk pesakit yang mengadu disfagia makanan padat.

Penyempitan esofagus dan masalah menelan

Penyempitan esofagus adalah penyempitan di sepanjang faring-esofagus yang menyekat atau menghalang laluan makanan, sehingga esofagus mempunyai konfigurasi berbentuk pinggang.

Sesudah pembedahan dan kesan daripada radiasi (RT), struktur faring dan esofagus boleh menjadi sempit atau mengalami *fibrosis* membentuk parut yang boleh menjadi bertambah buruk secara beransur-ansur.

Penjagaan yang dapat membantu pesakit merangkumi:

1. Perubahan diet atau postur
2. *Myotomy* (pembedahan memotong otot sfinkter)
3. Dilatasi (lihat di bawah)

Tisu rekonstruktif bebas (*flap*) yang kadang-kadang digunakan untuk menggantikan faring tidak mempunyai peristalsis, menjadikan fungsi menelan lebih sukar. Selepas pembedahan dalam kes seperti itu, makanan turun ke perut kebanyakannya disebabkan oleh tarikan graviti. Masa makanan sampai ke perut juga berbeza antara individu dan berkisar antara 5 hingga 10 saat dalam keadaan yang normal.

Mengunyah makanan dengan baik dan mencampurkannya dengan air atau cairan di mulut sebelum menelan sangat membantu. Selain itu, pesakit juga boleh mengamalkan langkah seperti menelan makanan dalam jumlah kecil setiap kali, dan menunggu ianya turun. Minum cecair antara makanan pejal juga membantu dalam melancarkan lagi pergerakan makanan. Aktiviti makan memakan masa yang lebih lama; seseorang mesti belajar untuk bersabar dan mengambil masa yang diperlukan untuk menghabiskan hidangan.

Pembengkakan di bahagian leher sejurus selepas pembedahan cenderung berkurang dari masa ke semasa sekaligus mengurangkan penyempitan esofagus dan akhirnya membuat menelan menjadi bertambah mudah. Ini bagus untuk diingati kerana sentiasa ada harapan bahawa menelan akan bertambah baik dalam beberapa bulan pertama selepas pembedahan. Walau bagaimanapun, jika ini tidak berlaku, dilatasi esofagus adalah salah satu pilihan rawatan yang boleh membantu pesakit.

Dilatasi (pelebaran) esofagus

Penyempitan esofagus adalah kesan sampingan laringektomi yang sangat biasa dilihat; dilatasi esofagus yang sempit sering diperlukan untuk melebarkannya semula. Prosedur ini biasanya perlu diulang dan kekerapan prosedur ini berbeza antara individu. Pada sesetengah orang, ini adalah keperluan seumur hidup dan pada orang lain faring dan esofagus mungkin kekal melebar setelah beberapa prosedur dilatasi. Prosedur ini memerlukan ubat pelali atau anestesia kerana ianya boleh menyakitkan. Serangkaian *dilator* dengan diameter lebih besar dimasukkan ke dalam esofagus untuk meluaskannya secara perlahan. Walaupun prosedur ini mampu memecahkan *fibrosis*, keadaan mungkin kembali menyempit setelah beberapa ketika.

Kadangkala belon dan bukannya *dilator* digunakan untuk melebarkan sekatan esofagus yang pendek. Kaedah lain yang boleh membantu adalah penggunaan steroid topikal dan suntikan di esofagus. Walaupun pelebaran dilakukan oleh pakar otolaringologi atau pakar gastroenterologi, dalam beberapa kes ia dapat dilakukan oleh pesakit sendiri di rumah. Dalam kes yang sukar, pembedahan mungkin diperlukan untuk menghilangkan sumbatan atau mengganti bahagian sempit dengan tisu rekonstruktif.

Oleh kerana prosedur pelebaran memecahkan *fibrosis*, ada kemungkinan rasa sakit akan dialami semasa dan sesudah prosedur dijalankan. Pengambilan ubat tahan sakit dapat meredakan kesakitan ini. (Lihat Bab 12)

Penggunaan Botox®

Botox® adalah sediaan farmasi toksin A yang dihasilkan oleh *Clostridium botulinum*, bakteria anaerob yang menyebabkan botulisme, iaitu penyakit lumpuh otot. Toksin botulinum menyebabkan kelumpuhan sebahagian otot dengan bertindak pada serat saraf kolinergik presinaptik. Ia berfungsi mencegah pembebasan asetilkolin pada persimpangan neuromuskular. Dalam jumlah yang kecil, ia dapat digunakan untuk melumpuhkan otot secara sementara selama tiga hingga empat bulan. Ia telah digunakan secara klinikal untuk mengawal kekejangan otot, berkelip berlebihan, dan untuk rawatan kedutan kosmetik. Kesan sampingan yang jarang berlaku adalah kelemahan otot secara umum dan bahkan kematian. Suntikan *Botox®* telah menjadi pilihan rawatan bagi individu yang tertentu untuk memulihkan fungsi penelanan dan pertuturan trakeo-esofageal selepas laringektomi.

Untuk pemandiri laringektomi, suntikan *Botox®* telah digunakan untuk mengurangkan hipertonisiti dan kekejangan segmen yang bergetar, seterusnya memudahkan pertuturan menggunakan suara esofageal atau trakea-esofageal. Walaubagaimanapun, ia hanya berkesan untuk otot yang terlalu aktif dan memerlukan suntikan dos yang agak besar ke dalam otot yang berada dalam keadaan spastik. Ia juga dapat digunakan untuk mengendurkan ketegangan otot di rahang bawah ketika seseorang mengalami kesukaran menelan. Ia tidak dapat menolong keadaan yang bukan disebabkan oleh kekejangan otot seperti divertikula esofagus, ketegangan akibat fibrosis selepas radiasi, parut dan penyempitan selepas pembedahan.

Hipertonisiti otot konstriktor atau kekejangan faringo-esofageal (PES) adalah penyebab biasa kegagalan pertuturan trakeo-esofageal sesudah laringektomi. Hipertonisiti otot konstriktor dapat meningkatkan tekanan di dalam esofagus yang kemudiannya memuncak semasa bercakap, sehingga menyebabkan pertuturan yang tersekat dan sukar difahami. Ia juga boleh mengganggu fungsi menelan dengan menambah jangkamasa transit makanan dan cecair di kawasan faring.

Suntikan Botox® boleh dilakukan oleh pakar otolaringologi di klinik. Suntikan boleh dilakukan dari luar melalui kulit atau melalui saluran esofago-gastro-duodenoskopi. Suntikan melalui kulit ke dalam otot konstriktor faring di sepanjang satu sisi faring baru yang terbentuk sesudah laringektomi (neopharynx) dilakukan tepat di atas dan ke sisi kiri stoma.

Suntikan melalui saluran esofago-gastro-duodenoskopi dapat dilakukan setiap kali suntikan melalui kulit tidak dapat dilaksanakan atau kurang berkesan. Kaedah ini digunakan pada pesakit dengan *fibrosis* pasca-radiasi yang teruk dan kegelisahan atau ketidakupayaan untuk menahan suntikan melalui kulit. Kaedah ini membolehkan visualisasi langsung dan tahap ketepatan yang lebih tinggi. Suntikan ke segmen PES sering dilakukan oleh ahli gastroenterologi dan diikuti dengan dilatasi lembut dengan belon untuk membolehkan penyebaran *Botox*® yang sekata.

Fistula faringo-kutanius

Fistula faringo-kutanius adalah hubungan yang tidak normal antara mukosa faring dan kulit. Pada kebiasaannya, kebocoran air liur akan terjadi dari kawasan faring ke kulit, yang berasal dari garis jahitan pembedahan faring. Ini adalah komplikasi selepas laringektomi dan biasanya berlaku tujuh hingga sepuluh hari selepas pembedahan. Sinaran (RT) sebelumnya adalah suatu faktor risiko yang utama. Dalam keadaan sebegini, pengambilan makanan melalui mulut terpaksa ditegah sehingga fistula sembuh dengan sendirinya atau dirawat secara pembedahan.

Kejayaan penutupan fistula dapat dinilai dengan "ujian pewarna" (seperti pengambilan cecair metilena biru yang muncul di kulit jika fistula tidak tertutup) dan / atau oleh ujian menelan barium.

Deria bau selepas laringektomi

Pemandiri laryngektomi mungkin mengalami kesukaran dengan deria baunya. Ini berlaku walaupun pembedahan laringektomi biasanya tidak melibatkan saraf yang berkaitan dengan deria bau dan deria rasa, yang kebanyakannya, tetap utuh. Apa yang telah berubah, bagaimanapun, adalah aliran udara semasa pernafasan. Sebelum laringektomi, udara mengalir ke paru-paru melalui hidung dan mulut. Pergerakan udara melalui hidung ini membolehkan aroma dapat dikesan kerana ia bersentuhan dengan hujung saraf di hidung yang bertanggungjawab mengesan deria bau.

Walau bagaimanapun, selepas laringektomi, tidak ada lagi aliran udara aktif melalui hidung. Ini dapat dianggap sebagai kehilangan bau. "Teknik menguap sopan" dapat membantu pemandiri laringektomi mendapatkan kembali keupayaannya untuk menghidu. Kaedah ini dikenali sebagai "teknik menguap sopan" kerana pergerakan yang dilakukan mirip dengan yang digunakan ketika seseorang berusaha menguap dengan mulut tertutup. Pergerakan rahang bawah dan lidah yang pantas, ke bawah, sambil menjaga bibir tertutup, akan mewujudkan vakum halus, menarik udara ke saluran hidung dan memungkinkan pengesanan bau melalui aliran udara baru. Dengan latihan, adalah mungkin untuk mencapai aliran udara baru yang sama menggunakan pergerakan lidah yang lebih halus (tetapi berkesan).

Kesimpulan

Kesukaran menelan yang dialami pemandiri laringektomi boleh bersifat sementara atau kekal. Penjagaan nutrisi, kawalan kendiri dan rawatan seperti pelebaran esofagus dan Botox® boleh mambantu pemandiri laringektomi memelihara pemakanan.

BAB DUA BELAS

Masalah perubatan sesudah radioterapi dan pembedahan

Pendahuluan

B ahagian ini menerangkan pelbagai isu perubatan yang melibatkan pemandiri laringektomi sesudah rawatan radioterapi dan pembedahan. Sebahagian masalah perubatan seperti tekanan darah tinggi dibincangkan dalam Bab 3 dan masalah bengkak serta limfedema pula dalam Bab 5.

Mengurus kesakitan

Ramai pesakit kanser dan pemandiri kanser mengadu kesakitan. Kesakitan boleh menjadi salah satu petanda kanser yang penting dan bahkan boleh membantu dalam membuat diagnosis kanser yang berulang. Oleh itu, ia tidak boleh diabaikan dan harus disiasat secara menyeluruh oleh doktor yang merawat. Kesakitan yang berkaitan dengan kanser boleh berbeza-beza dari segi intensiti dan kualiti. Ia boleh berterusan, sekejap-sekejap, ringan, sederhana atau teruk. Ia juga boleh terasa sakit, kusam, atau tajam.

Kesakitan boleh disebabkan oleh kanser yang menekan struktur sekeliling atau kerosakan tisu sekeliling. Apabila kanser bertambah besar, ia boleh menyebabkan kesakitan dengan memberi tekanan pada saraf, tulang atau struktur lain. Kanser kepala dan leher juga boleh mengikis mukosa dan mendedahkannya kepada air liur dan bakteria mulut. Kanser yang telah merebak atau berulang lebih cenderung menyebabkan kesakitan.

Kesakitan juga boleh berlaku akibat rawatan kanser. Kemoterapi, radiasi dan pembedahan adalah antara penyebab kesakitan. Kemoterapi boleh menyebabkan cirit-birit, luka mulut, dan kerosakan saraf. Sinaran RT ke kawasan kepala dan leher boleh menyebabkan sensasi menyakitkan dan terbakar pada kulit dan mulut, kekejangan otot dan kerosakan saraf. Pembedahan juga boleh menyebabkan kesakitan, kecacatan dan / atau parut yang memerlukan masa untuk hilang.

Kesakitan akibat kanser boleh dirawat dengan pelbagai cara. Menghilangkan sumber kesakitan melalui radiasi, kemoterapi, atau pembedahan untuk membunuh kanser secara total adalah yang terbaik. Walau bagaimanapun, jika ini tidak mungkin, pilihan rawatan lain termasuk ubat oral, blok saraf, akupunktur, akupresur, urut, terapi fizikal, meditasi, relaksasi, dan juga humor boleh digunakan. Pakar dalam pengurusan kesakitan boleh menawarkan rawatan ini.

Ubat tahan sakit boleh diberikan dalam bentuk tablet, tablet larut, intravena, intramuskular, melalui rektum atau melalui tampalan kulit. Jenis ubat tahan sakit merangkumi: analgesik (contohnya, *Aspirin, Acetaminophen*), ubat anti radang bukan steroid (contohnya, *Ibuprofen*), opioid lemah (contohnya, *Codeine*) dan opioid kuat (contohnya, *Morfin, oksikodon, hidromorphone, fentanil, metadon*).

Kadang kala pesakit tidak mendapat rawatan yang mencukupi untuk kesakitan yang dialami. Antara sebabnya termasuk keengganan doktor untuk bertanya tentang kesakitan atau menawarkan rawatan, keengganan pesakit untuk bercakap mengenai kesakitan mereka, takut ketagihan terhadap ubat-ubatan, dan takut akan kesan sampingan.

Mengubati kesakitan dapat meningkatkan kesejahteraan pesakit, dan juga meringankan beban terhadap penjaga mereka. Pesakit harus digalakkan untuk bercakap dengan penyedia perkhidmatan kesihatan mereka mengenai kesakitan mereka dan mendapatkan rawatan. Penilaian oleh pakar pengurusan kesakitan adalah sangat membantu; dan semua pusat kanser utama menyediakan perkhidmatan pengurusan kesakitan.

Gejala kanser kepala dan leher

Sebilangan besar individu dengan kanser kepala dan leher menerima rawatan onkologi dan pembedahan untuk mengeluarkan dan merawat kanser tersebut. Walau bagaimanapun, sentiasa ada kemungkinan bahawa kanser itu akan berulang; kewaspadaan diperlukan untuk mengesan kanser berulang atau kemungkinan munculnya kanser lain yang baru. Oleh itu, sangat penting untuk mengetahui tanda-tanda kanser laring dan jenis-jenis kanser kepala dan leher yang lain untuk mengesannya pada peringkat awal.

Tanda dan gejala kanser kepala dan leher termasuklah:

1. Kahak berdarah
2. Pendarahan dari hidung, tekak, mulut
3. Benjolan pada leher
4. Benjolan atau tompok putih, merah atau gelap di dalam mulut

5. Kedengaran pernafasan tidak normal atau sukar bernafas
6. Batuk kronik
7. Perubahan suara (termasuk suara serak)
8. Sakit leher atau bengkak
9. Kesukaran mengunyah, menelan atau menggerakkan lidah
10. Penebalan pipi
11. Sakit di sekitar gigi, atau gigi goyang
12. Sakit di mulut yang tidak sembuh atau bertambah besar
13. Rasa kebas pada lidah atau di tempat lain di mulut
14. Sakit mulut, tekak atau telinga yang berterusan
15. Nafas berbau
16. Kehilangan berat badan

Individu yang mengalami gejala-gejala ini harus diperiksa oleh doktor pakar otolaringologi mereka secepat mungkin.

Penyebaran kanser kepala dan leher

Kanser laring seperti kanser kepala dan leher yang lain, boleh merebak ke paru-paru dan hati. Risiko penyebaran/merebak lebih tinggi pada kes-kes kanser yang bersaiz besar dan pada kanser yang dikenalpasti pada peringkat lewat. Risiko penyebaran yang lebih besar adalah dalam lima tahun pertama dan terutama pada dua tahun pertama setelah kanser mula-mula didiagnos. Sekiranya kelenjar limfatik di leher tidak menunjukkan kehadiran kanser, risikonya adalah lebih rendah.

Individu yang pernah menghidap kanser pada masa lalu mungkin lebih cenderung mendapat kanser jenis lain yang tidak berkaitan dengan kanser kepala dan leher mereka yang terdahulu. Seiring bertambahnya usia, mereka sering mengalami masalah perubatan lain yang memerlukan rawatan, misalnya, darah tinggi dan diabetes. Oleh itu, sangat penting untuk mendapatkan nutrisi yang mencukupi, penjagaan gigi (Lihat Bab 14), penjagaan kesihatan fizikal dan mental, dan diperiksa secara berkala (Lihat rawatan ulangan dalam Bab 13). Seperti orang lain, individu yang telah bebas dari kanser kepala dan leher, perlu peka dan memerhatikan perkembangan diri untuk semua jenis kanser yang lain. Ini agak mudah dilakukan dengan melakukan pemeriksaan berkala dan ia merangkumi kanser payu dara, serviks, prostat, usus besar, dan kulit.

Hormon tiroid rendah (hipotiroidisme) dan rawatannya

Sebilangan besar laringektomi mempunyai paras hormon tiroid yang rendah (hipotiroidisme). Ini disebabkan oleh kesan radiasi dan pembuangan sebahagian atau seluruh kelenjar tiroid semasa pembedahan laringektomi.

Gejala hipotiroidisme adalah berbeza-beza; sebilangan individu tidak mempunyai gejala sementara yang lain mempunyai gejala yang mungkin boleh mengancam nyawa. Gejala hipotiroidisme adalah tidak spesifik dan boleh menyerupai banyak perubahan penuaan yang normal.

Gejala umum- Hormon tiroid merangsang metabolisme badan. Sebilangan besar gejala hipotiroidisme disebabkan oleh proses metabolik badan yang menjadi perlahan. Gejala sistemik termasuk keletihan, kelesuan, kenaikan berat badan, dan tidak tahan terhadap suhu sejuk.

1. Kulit - Kurang berpeluh, kulit kering dan tebal, rambut kasar atau nipis, hilangnya bulu kening, dan kuku rapuh
2. Mata - Bengkak ringan di sekitar mata
3. Sistem kardiovaskular - Memperlahankan degupan dan melemahkan pengecutan jantung, mengurangkan fungsi keseluruhannya. Ini boleh menyebabkan keletihan dan sesak nafas semasa bersenam. Hipotiroidisme juga boleh menyebabkan hipertensi ringan dan meningkatkan paras kolesterol
4. Sistem pernafasan - Otot pernafasan boleh melemah, dan fungsi paru-paru dapat menurun. Gejala termasuk keletihan, sesak nafas semasa bersenam, dan kurang kemampuan untuk bersenam. Hipotiroidisme boleh menyebabkan pembengkakan lidah, suara serak, dan masalah tidur berapnea (bukan pada pemandiri laringektomi)

5. Sistem pencernaan - Melambatkan aktiviti saluran pencernaan, menyebabkan sembelit
6. Sistem pembiakan - Kitaran haid yang tidak tetap, ini termasuk tidak datang langsung, jarang datang haid dan haid yang sangat kerap dan banyak

Kekurangan hormon tiroid dapat dirawat dengan mengambil hormon tiroid sintetik (*thyroxine*). Ubat ini harus diminum semasa perut kosong dengan segelas penuh air tiga puluh minit sebelum makan, lebih baik sebelum sarapan atau pada waktu yang sama setiap sehari. Ini kerana makanan yang mengandungi lemak yang tinggi (contohnya, telur, daging salai, roti bakar, kentang coklat hash, dan susu) dapat menurunkan penyerapan *thyroxine* sebanyak empat puluh peratus.

Terdapat beberapa formulasi *thyroxine* sintetik, tetapi terdapat banyak kontroversi sama ada keberkesanannya serupa. Pada tahun 2004 FDA meluluskan pengganti generik untuk produk *thyroxine* berjenama. Persatuan Tiroid Amerika, Persatuan Endokrin, dan Persatuan Endokrinologi Klinikal Amerika membantah keputusan ini dan mengesyorkan agar pesakit menggunakan jenama yang sama. Sekiranya pesakit mesti menukar jenama atau menggunakan pengganti generik, kandungan darah hormon perangsang tiroid (TSH) harus diperiksa enam minggu kemudiannya.

Oleh kerana mungkin terdapat perbezaan yang kecil antara formulasi *thyroxine* sintetik, sebaiknya gunakan satu formulasi saja. Sekiranya persediaan mesti diubah, pemantauan susulan tahap serum TSH harus dilakukan untuk menentukan sama ada dos perlu diubah.

Setelah memulakan terapi dengan *thyroxine* sintetik, pesakit harus dinilai semula dan serum TSH harus diukur dalam masa tiga hingga enam minggu, dan dosnya disesuaikan jika diperlukan. Secara umumnya, gejala hipotiroidisme mulai hilang setelah dua hingga tiga minggu terapi penggantian dan mungkin memerlukan sekurang-kurangnya enam minggu untuk benar-benar pulih.

Dos *thyroxine* boleh ditingkatkan dalam masa tiga minggu pada mereka yang terus mengalami gejala dan mempunyai kepekatan serum TSH yang tinggi. Ia memerlukan masa sekitar enam minggu sebelum keadaan hormon kembali stabil setelah terapi dimulakan atau dos diubah.

Proses peningkatan dos hormon ini akan diteruskan setiap tiga hingga enam minggu, berdasarkan pengukuran berkala TSH sehingga ia kembali normal (dari 0.5 hingga 5.0 mU/ L). Setelah dos yang optimum berjaya dicapai, pemantauan berkala yang kurang kerap tetap diperlukan.

Setelah mengenal pasti dos optimum yang tepat, pesakit harus diperiksa dan serum TSH diukur setahun sekali (atau lebih kerap jika terdapat keputusan yang tidak normal atau perubahan keadaan pesakit). Penyesuaian dos mungkin diperlukan bila pesakit semakin berumur atau mengalami perubahan berat badan.

Mencegah kesilapan perubatan dan pembedahan

Kesilapan dalam perubatan dan pembedahan adalah perkara biasa. Ia mungkin menyebabkan tuntutan undang-undang dibuat ke atas salah laku, kos rawatan perubatan, penginapan pesakit di hospital, dan morbiditi dan kematian.

Cara terbaik untuk mencegah kesilapan adalah dengan memperkasakan pesakit atau ahli keluarga atau rakannya. Kesilapan perubatan dapat dikurangkan dengan:

1. Sentiasa mengambil maklum dan tidak teragak-agak untuk mencabar dan meminta penjelasan
2. Menjadi "pakar" dalam masalah perubatan seseorang
3. Mempunyai keluarga atau rakan yang berada di hospital
4. Mendapatkan pandangan kedua
5. Mendidik pasukan perubatan mengenai keadaan dan keperluan seseorang (sebelum dan selepas pembedahan)

Insiden kesilapan melemahkan kepercayaan pesakit terhadap pasukan perkhidmatan kesihatan. Pengakuan dan penerimaan tanggungjawab oleh pasukan perubatan dapat mengurangkan jurang antara mereka dan pesakit dan seterusnya dapat membina semula keyakinan yang hilang. Apabila pendekatan seperti itu dibuat, keadaan yang menyebabkan kesilapan dapat dikenal pasti dan dipelajari sehingga dapat membantu mencegah kesalahan serupa berulang. Perbincangan terbuka dapat meyakinkan pesakit bahawa pasukan perubatan mengambil berat masalah tersebut dan langkah-langkah diambil untuk menjadikan hospital sebuah tempat yang lebih selamat.

Tidak membincangkan kesilapan dengan pesakit dan keluarga meningkatkan kegelisahan, kekecewaan dan kemarahan mereka, sehingga mengganggu pemulihan pesakit. Kemarahan seperti itu juga boleh menyebabkan berlakunya kes saman mahkamah.

Kewaspadaan yang lebih besar di kalangan komuniti perubatan dapat mengurangkan kesilapan. Kesilapan perubatan harus dicegah sebanyak mungkin; mengabaikannya boleh menyebabkan kesilapan yang sama berulang lagi. Dasar institusi harus menyokong dan mendorong profesional kesihatan untuk mendedahkan sebarang kesilapan atau kejadian buruk. Peningkatan keterbukaan dan kejujuran berikutan kejadian buruk dapat meningkatkan hubungan pasukan perubatan-pesakit. Terdapat langkah pencegahan penting yang dapat dilaksanakan oleh setiap institusi perubatan. Mendidik pesakit dan penjaga mereka mengenai keadaan pesakit dan rancangan rawatan untuk pesakit adalah sangat penting. Profesional perubatan dapat melindungi dan mencegah kesilapan ketika mereka menilai dan mengkaji terapi yang dirancang.

Langkah-langkah yang boleh diambil oleh institusi perubatan untuk mencegah kesilapan perubatan termasuklah:

1. Laksanakan latihan perubatan yang lebih baik dan seragam
2. Mematuhi piawaian penjagaan yang mapan
3. Lakukan semakan rekod secara berkala untuk mengesan dan membetulkan kesalahan perubatan
4. Ambil hanya kakitangan perubatan yang berkelulusan dan terlatih
5. Memberi nasihat, teguran, dan mendidik anggota yang melakukan kesalahan dan memberhentikan mereka yang terus melakukan kesalahan
6. Kembangkan dan ikuti algoritma dengan teliti (set arahan khusus untuk prosedur), buat protokol dan senarai semak di sisi katil untuk semua prosedur
7. Meningkatkan pengawasan dan komunikasi di antara penyedia perkhidmatan kesihatan
8. Selidiki semua kesalahan dan ambil tindakan untuk mencegahnya
9. Mendidik dan memberi tahu pesakit dan penjaganya tentang keadaan pesakit dan rancangan rawatan untuk pesakit
10. Mintalah ahli keluarga dan atau rakan bertindak sebagai peneman pesakit untuk memastikan kesesuaian pengurusan pesakit

11. Menangani keluhan pesakit dan keluarga, mengakui tanggungjawab apabila sesuai, membincangkannya dengan keluarga dan kakitangan dan mengambil tindakan untuk mencegah kesilapan.

Kesimpulan

Pemandiri kanser laring sering mengalami kesakitan dan hipotiroidisme semasa dan sesudah menjalani rawatan pembedahan mahupun kemo-radiasi. Selain itu, waspadalah akan gejala-gejala baru di kawasan kepala dan leher yang boleh memberi gambaran kanser yang berulang.

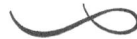

BAB TIGA BELAS

Langkah pencegahan,
vaksinasi dan rawatan susulan

Pendahuluan

Rawatan pencegahan perubatan, vaksinasi dan rawatan susulan adalah penting untuk pesakit kanser. Ramai individu yang menghidap kanser mengabaikan masalah perubatan yang lain dan hanya menumpukan kepada isu kanser. Pengabaian masalah perubatan lain boleh menyebabkan akibat serius yang mungkin mempengaruhi kesihatan dan mengurangkan jangka umur seseorang pemandiri laringektomi.

Langkah pencegahan

Langkah pencegahan yang penting untuk individu pemandiri laringektomi dan pesakit kanser kepala dan leher termasuklah:

1. Penjagaan gigi yang baik
2. Pemeriksaan rutin oleh pakar perubatan keluarga
3. Rawatan susulan rutin oleh pakar otolaringologi
4. Pengambilan vaksinasi yang diperlukan
5. Berhenti merokok
6. Mengekalkan pemakanan yang cukup
7. Rawatan rutin susulan gigi dan penjagaan pencegahan masalah gigi dibincangkan dalam Bab 14
8. Penggunaan teknik yang betul dalam penjagaan stoma dibincangkan dalam Bab 8
9. Nutrisi atau pemakanan yang mencukupi dibincangkan dalam Bab 11
10. Rawatan susulan oleh pakar perubatan keluarga dan pakar perubatan dalaman

Meneruskan rawatan susulan dengan pakar-pakar, termasuk pakar otolaringologi dan pakar onkologi (bagi mereka yang menerima radioterapi dan/atau kemoterapi), adalah sangat penting. Dengan masa yang berlalu, bermula dari diagnosis diberi seterusnya rawatan dan pembedahan, kekerapan rawatan susulan akan semakin berkurang. Kebanyakan pakar otolaringologi mengesyorkan rawatan susulan bulanan semasa tahun pertama selepas diagnosis dan/atau pembedahan. Kekerapannya berkurang dengan masa yang berlalu, akan tetapi bergantung juga kepada keadaan pesakit. Pesakit-pesakit digalakkan menghubungi doktor yang merawat sekiranya terdapat gejala baru yang timbul.

Pemeriksaan berkala adalah perlu untuk mengenalpasti masalah kesihatan dan isu-isu kesihatan baru yang timbul supaya ianya diambil perhatian dan dirawat. Doktor akan melakukan pemeriksaan yang teliti untuk mengesan masalah kanser yang berulang. Pemeriksaan seluruh badan secara umum dan pemeriksaan khusus pada leher, tekak dan stoma, dilakukan. Pemeriksaan saluran pernafasan pula dilakukan dengan menggunakan endoskop atau secara tidak langsung dengan menggunakan cermin panjang bagi melihat kawasan tekak yang tidak normal. Sekiranya diperlukan, pemeriksaan radiologi dan ujian-ujian yang lain mungkin akan dibuat.

Rawatan susulan oleh pakar perubatan dalaman atau pakar perubatan keluarga dan doktor gigi adalah sangat penting, untuk penjagaan masalah kesihatan dan gigi.

Vaksinasi influenza

Vaksinasi influenza untuk pemandiri laringektomi adalah penting dan tidak bergantung kepada umur. Jangkitan influenza mungkin sukar untuk dirawat, oleh itu langkah pencegahan adalah penting.

Terdapat dua jenis vaksin influenza: jenis suntikan adalah sesuai untuk semua peringkat umur manakala jenis inhalasi (virus hidup) hanya boleh diberikan kepada individu yang umurnya kurang dari 50 tahun yang mempunyai sistem imun yang kuat.

Sediaan vaksinasi yang boleh didapati termasuklah:

- Vaksinasi flu suntikan- vaksin tidak aktif yang mengandungi virus yang telah mati diberikan melalui suntikan yang biasanya di lengan atas. Suntikan vaksinasi ini diluluskan untuk mereka yang berumur 6 bulan ke atas, individu yang sihat dan juga mereka yang menghidap masalah perubatan kronik
- Vaksinasi flu semburan hidung- vaksin ini diperbuat dari virus flu hidup yang telah dilemahkan tetapi tidak menyebabkan gejala jangkitan (kadangkala ianya dipanggil LAIV untuk *"live attenuated influenza vaccine"* atau *FluMist*®). LAIV (FluMist®) diluluskan untuk diberi kepada individu yang sihat berumur 2 hingga 49 tahun (kecuali ibu mengandung)

Vaksin baru untuk influenza disediakan untuk setiap musim yang berbeza. *Strain* virus mungkin berbeza, sukar dijangka, dan besar kemungkinan berkait rapat dengan faktor perbezaan geografi. Individu yang alah kepada telur, sebagai contohnya, boleh mendapat reaksi negatif dengan vaksinasi ini. Oleh itu, adalah lebih baik jika mendapatkan nasihat daripada doktor terlebih dahulu.

Cara yang terbaik untuk mendiagnos influenza adalah dengan melakukan ujian *rapid* pada sampel hingus dengan menggunakan kit diagnostik. Pemandiri laringektomi tidak lagi mempunyai hubungan langsung antara hidung dan paru-paru, jadi ujian hendaklah dilakukan pada kedua-dua sampel cecair dari hidung dan juga trakea (menggunakan kit yang diluluskan untuk ujian kahak).

Satu kebaikan sebagai pemandiri laringektomi adalah kurangnya kemungkinan untuk mendapat jangkitan saluran pernafasan. Ini adalah kerana virus yang menyebabkan selsema kebiasaannya menjangkiti hidung dan tekak dahulu; dari situ ia bergerak ke bahagian lain badan termasuk paru-paru. Pemandiri laringektomi tidak bernafas melalui hidung, oleh itu kurang kemungkinan untuk virus batuk selsema menjangkiti mereka.

Walaupun begitu, adalah penting bagi pemandiri laringektomi mendapatkan imunisasi virus influenza setiap tahun, memakai alat HME untuk menapis udara yang disedut ke dalam paru-paru, membasuh tangan dengan cara yang betul sebelum menyentuh stoma atau alat HME atau sebelum makan. Alat HME yang bergabung dengan penapis elektrostatik (*Atos, Provox*) direka untuk membolehkan penapisan kuman yang berpotensi menyebabkan jangkitan dan seterusnya mengurangkan kemungkinan jangkitan paru-paru.

Virus influenza ini berupaya disebarkan melalui sentuhan objek yang telah tercemar. Pemandiri laringektomi yang menggunakan prostesis suara dan perlu menekan HME untuk bercakap mungkin berisiko untuk mendapat jangkitan virus terus ke paru-paru. Membasuh tangan atau menggunakan pembersih kulit boleh mencegah dari transmisi virus ini.

Vaksinasi untuk bakteria pneumokokal (*penumococcal*)

Pemandiri laringektomi dan semua yang bernafas melalui stoma di leher adalah dinasihatkan untuk mendapatkan vaksinasi untuk bakteria pneumokokal yang mana bakteria ini adalah yang paling sering menyebabkan jangkitan kuman pada paru-paru. Di Amerika, terdapat dua jenis vaksin untuk bakteria pneumokokal: vaksin konjugat pneumokokal (*Prevnar 13* atau *PCV13*) dan vaksin polisakarid pneumokokal-*23-valent pneumococcal polysaccharide vaccine* (*Pneumovax atau PPV23*).

Nasihat doktor perlu diperolehi sebelum menerima vaksinasi pneumokokal ini.

Mengelakkan merokok dan alkohol

Mereka yang menghidap kanser kepala dan leher perlu menerima kaunseling berkenaan pentingnya untuk berhenti merokok. Selain daripada merokok yang merupakan faktor risiko utama dalam kanser kepala dan leher, risiko ini bertambah tinggi sekiranya individu itu juga turut mengambil alkohol secara berlebihan. Merokok juga mempengaruhi prognosis kanser. Pesakit yang menghidap kanser peti suara atau laring dan terus merokok dan minum alkohol berhadapan dengan kemungkinan untuk sembuh yang kurang dan berkemungkinan besar untuk mendapat kanser untuk kali yang kedua. Sekiranya merokok diteruskan ketika dan selepas menjalani rawatan radioterapi, perkara ini akan meningkatkan keterukan dan jangkamasa radang pada dinding mukosa yang terlibat, memburukkan kekeringan mulut (*xerostomia*), dan ini mempengaruhi kesan rawatan.

Merokok dan mengambil alkohol juga mengurangkan keberkesanan rawatan kanser laring. Pesakit yang meneruskan tabiat merokok ketika menerima rawatan radioterapi mempunyai kadar kelangsungan hidup jangka masa panjang yang rendah berbanding dengan mereka yang tidak merokok.

Kesimpulan

Pemandiri laringektomi harus menghadiri rawatan susulan daripada pelbagai kepakaran dan vaksinasi daripada penyakit bawaan respiratori seperti influenza dan pneumokokal sekiranya dinasihati doktor. Amalan merokok dan pengambilan alkohol yang berterusan pasca rawatan meningkatkan risiko mendapat kanser untuk kali yang kedua.

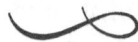

BAB EMPAT BELAS
Kesihatan gigi dan rawatan oksigen hiperbarik

Pendahuluan

Masalah kesihatan gigi boleh menjadi suatu cabaran yang besar kepada seseorang pemandiri laringektomi. Ianya merupakan salah satu kesan sampingan jangka masa panjang rawatan radioterapi.

Masalah pergigian biasa terjadi selepas kawasan kepala dan leher terdedah kepada rawatan radioterapi. Kesan-

kesan radioterapi kepada kawasan gigi dan mulut termasuklah:

1. Kurang aliran darah ke tulang rahang atas atau pipi (maksilari) dan tulang rahang bawah (mandibular)
2. Kurang penghasilan air liur dan perubahan dalam kandungan air liur
3. Perubahan kepada koloni bakteria di dalam mulut

Perubahan-perubahan seperti di atas menyebabkan masalah gigi yang membawa kepada karies gigi, kesakitan gigi, radang gusi dan radang periodontal. Ini boleh dikurangkan dengan penjagaan mulut dan gigi secara teratur dengan cara membersih, membilas dan menggunakan ubat gigi berflorin bila di perlukan. Larutan cecair berflorin tertentu juga boleh digunakan dengan berkumur atau disapu pada gusi, untuk menghalang karies gigi. Hidrasi badan yang mencukupi dan penggunaan pengganti air liur juga penting untuk menjaga kesihatan mulut dan gigi.

Adalah dinasihatkan agar pesakit yang menerima radioterapi ke kawasan kepala dan leher, berjumpa dengan doktor gigi untuk pemeriksaan yang menyeluruh beberapa minggu sebelum rawatan radioterapi dimulakan dan pemeriksaan susulan setahun sekali atau setahun dua kali untuk sepanjang hayat. Mendapatkan rawatan pencucian gigi juga penting.

Oleh kerana rawatan radioterapi mengubah pengaliran darah ke tulang rahang atas dan bawah, ada risiko terjadinya masalah pereputan rahang (osteoradionekrosis) pada tulang-tulang tersebut. Pencabutan gigi dan penyakit gigi di kawasan radioterapi boleh menyebabkan terjadinya osteoradionekrosis. Pesakit perlu memberitahu doktor gigi tentang rawatan radioterapi sebelum rawatan gigi di mulakan. Osteoradionekrosis mungkin boleh dihalang dengan memberi rawatan oksigen hyperbarik (lihat di bawah) sebelum atau selepas gigi di cabut atau pembedahan gigi. Ini disyorkan jika gigi yang terlibat telah terdedah kepada sinaran radioterapi yang tinggi dosnya. Perundingan dengan pakar onkologi juga perlu untuk perkara ini.

Rawatan profilaksis pergigian boleh mengurangkan masalah gigi yang membawa kepada pereputan tulang. Rawatan istimewa florida mungkin boleh menghalang masalah gigi, disertai dengan memberus gigi, flos gigi dan membilas gigi dengan kerap.

Penjagaan gigi di rumah sepanjang hayat adalah amat disyorkan.

1. Flos setiap gigi dan berus dengan ubat gigi setiap kali selepas makan
2. Berus lidah menggunakan berus lidah atau berus gigi lembut sehari sekali
3. Bilas mulut dengan menggunakan serbuk penaik (soda bikarbonat) setiap hari. Serbuk penaik membantu dalam meneutralkan mulut.

Cecair bilas ini disediakan dengan mencampurkan 1 sudu teh serbuk penaik ke dalam 12 cc air. Cecair bilasan ini boleh digunakan sepanjang hari

4. Gunakan florida sekali sehari. Ini ada dijual secara komersial dan juga ada disediakan oleh doktor gigi. Ia diletakkan pada gigi selama 10 minit. Tidak perlu dibilas , dan jangan minum atau makan selama 30 minit selepas pemakaian florida

5. Refluks asid dari perut juga biasa berlaku selepas pembedahan kepala dan leher, terutama pada mereka yang telah menjalani pembedahan laringektomi separa atau total (lihat Bab 11) . Ini boleh menyebabkan hakisan gigi (terutama gigi di rahang bawah) dan menyebabkan kehilangan gigi

Kesan ini boleh dikurangkan dengan:

1. Pengambilan ubat yang mengurangkan asid
2. Memakan makanan dan minum dalam kuantiti yang kecil setiap kali
3. Tidak baring sejurus selepas makan
4. Apabila berbaring, bahagian atas badan di naikkan setinggi 45 darjah dengan bantal

Rawatan oksigen hiperbarik

Rawatan oksigen hiperbarik (HBO) melibatkan pernafasan oksigen tulen di dalam bilik yang mempunyai tekanan yang tinggi. Rawatan HBO telah digunakan untuk rawatan penyakit penyahmampatan (situasi bahaya dalam selaman skuba) dan boleh di gunakan untuk mencegah masalah osteoradionekrosis.

HBO boleh di gunakan untuk merawat banyak penyakit seperti buih udara dalam salur darah (embolisme gas dalam arteri), penyakit penyahmampatan, keracunan gas karbon monoksida, luka kronik yang tidak sembuh, cedera yang melibatkan kehancuran tisu, gangren, jangkitan kulit atau tulang yang menyebabkan tisu mati (seperti osteoradionekrosis), kecederaan radiasi, melecur, pemindahan kulit yang berisiko untuk mati dan anemia yang teruk.

Dalam kebuk rawatan HBO, tekanan udara dinaikkan setinggi 3 kali ganda dari tekanan udara biasa. Dalam keadaan ini, paru-paru akan menerima lebih banyak oksigen berbanding apabila bernafas oksigen dalam keadaan persekitaran dan tekanan atmosfera yang biasa.

Darah akan membawa oksigen ke seluruh badan, merangsang pengeluaran bahan kimia yang dipanggil *"growth factors"* dan sel stem yang akan mempercepatkan proses penyembuhan. Apabila sesuatu tisu mengalami kecederaan, ia memerlukan oksigen untuk terus hidup. Rawatan HBO akan menambah kandungan oksigen dalam darah dan mengembalikan kandungan gas dalam darah dan fungsi tisu ke tahap normal untuk sementara waktu. Ini akan mempercepatkan proses penyembuhan dan keupayaan tisu untuk melawan jangkitan.

Rawatan HBO secara amnya selamat dan jarang dikaitkan dengan sebarang komplikasi. Komplikasi yang boleh berlaku termasuklah: rabun jauh sementara, kecederaan pada telinga tengah dan telinga dalam (termasuk gegendang telinga bocor dan masalah telinga berair akibat tekanan udara yang tinggi), kerosakan organ di sebabkan tekanan tinggi (*barotrauma*) dan sawan akibat keracunan oksigen.

Oksigen tulen boleh menyebabkan kebakaran jika terdapat punca pencucuhan api seperti percikan api atau nyalaan api. Oleh itu, adalah dilarang membawa alat-alat yang boleh mencetus api (seperti pemetik api atau alat yang menggunakan kuasa) ke dalam bilik rawatan HBO.

Rawatan HBO boleh dilakukan secara pesakit luar dan tidak memerlukan penginapan dalam hospital. Pesakit yang sedia ada dalam hospital perlu dibawa ke tempat rawatan HBO jika tidak ada fasiliti di hospital tersebut.

Rawatan boleh dilakukan melalui dua kaedah :

1. Satu unit disesuaikan untuk satu pesakit dalam unit individu, di mana pesakit akan baring di atas katil yang empuk dan akan digerakkan ke dalam tiub plastik yang lutsinar di mana rawatan HBO akan diberikan

2. Ruang yang direka untuk menempatkan beberapa orang pesakit pada satu-satu masa

dalam bilik rawatan HBO di mana pesakit boleh duduk atau baring. Oksigen akan diberi menggunakan penutup atau topeng

Semasa rawatan HBO, tekanan udara yang tinggi menghasilkan rasa penuh di dalam telinga - sama seperti semasa menaiki kapal terbang atau di kawasan tinggi, ini dapat di atasi dengan menguap .

Rawatan ini mengambil masa selama satu ke dua jam. Pasukan perubatan akan memantau pesakit dalam masa sesi rawatan. Selepas rawatan, pesakit mungkin akan mengalami pening kepala selama beberapa minit.

Untuk lebih efektif, rawatan HBO memerlukan lebih dari satu sesi. Jumlah sesi yang diperlukan bergantung kepada masalah perubatan. Sebagai contoh, keracunan karbon monoksid , boleh dirawat dalam masa serendah tiga sesi. Untuk osteoradionekrosis atau kudis yang tidak sembuh, memerlukan sesi rawatan sebanyak 25 ke 30 kali.

Rawatan HBO secara sendiri, boleh merawat dengan efektif penyakit penyahmampatan, keracunan gas karbon monoksida , dan embolisme udara dalam arteri . Untuk penyakit lain, rawatan HBO adalah sebahagian dari pelan penuh terapi dan diberi sebagai tambahan kepada terapi lain atau ubat-ubatan mengikut keperluan pesakit.

Kesimpulan

Pemeriksaan dan penjagaan gigi secara berkala amat penting untuk mencegah osteoradionekrosis tulang rahang. Komplikasi radioterapi ini sukar dirawat dan memerlukan terapi oksigen hiperbarik dalam tempoh yang lama.

BAB LIMA BELAS

Masalah psikologi

Pendahuluan

Pemandiri kanser kepala dan leher, termasuk laringektomi menghadapi banyak cabaran psikologi, sosial dan peribadi. Ini kerana kanser kepala dan leher dan rawatannya mempengaruhi beberapa fungsi badan yang paling asas iaitu pernafasan, makan, komunikasi, dan interaksi sosial. Memahami dan merawat masalah ini tidak kurang pentingnya daripada menangani masalah perubatan.

Individu yang didiagnosis menghidap kanser melalui pelbagai perasaan dan emosi yang boleh berubah dari hari ke hari, jam ke jam, atau bahkan minit ke minit dan dapat menimbulkan beban psikologi yang berat.

Beberapa perasaan ini merangkumi:

1. Penidakan (*Denial*)
2. Kemarahan
3. Takut
4. Tekanan
5. Keresahan
6. Kemurungan
7. Kesedihan
8. Rasa bersalah
9. Kesunyian

Beberapa cabaran psikologi dan sosial yang dihadapi oleh laringektomi adalah termasuk:

1. Kemurungan
2. Kebimbangan dan ketakutan berterusan bahawa kanser akan berulang semula
3. Pengasingan sosial
4. Penyalahgunaan bahan atau dadah
5. Imej badan
6. Seksualiti
7. Kembali bekerja
8. Interaksi dengan pasangan, keluarga, rakan, rakan sekerja
9. Kesan ekonomi

Masalah kemurungan

Ramai penghidap kanser merasa sedih atau tertekan. Ini adalah tindak balas normal terhadap penyakit serius. Kemurungan adalah salah satu masalah paling sukar yang dihadapi oleh pesakit yang didiagnosis menghidap kanser. Namun, stigma sosial yang berkaitan dengan mengakui kemurungan menjadikannya sukar untuk dikawal dan dirawat.

Beberapa tanda-tanda kemurungan ialah:

1. Perasaan tidak berdaya dan putus asa, atau hidup itu tidak ada makna
2. Tidak berminat untuk bersama keluarga atau rakan
3. Tidak berminat dengan hobi dan aktiviti yang biasanya dinikmati
4. Hilang selera makan, atau tidak berminat dengan makanan
5. Menangis untuk jangka masa yang panjang, atau berkali-kali setiap hari
6. Masalah tidur, sama ada tidur terlalu banyak atau terlalu sedikit
7. Perubahan tahap tenaga
8. Pemikiran untuk bunuh diri, termasuk membuat rancangan atau mengambil tindakan untuk membunuh diri.

Cabaran hidup sebagai pemandiri laringektomi dalam bayangan kanser menyebabkan keadaan menjadi lebih sukar untuk mengatasi kemurungan. Keadaan pemandiri laringektomi yang tidak dapat bercakap, atau bahkan sukar bercakap, menjadikannya lebih sukar untuk menzahirkan emosi dan boleh menyebabkan pemandiri mengambil langkah mudah untuk mengasingkan diri daripada interaksi sosial. Rawatan pembedahan dan perubatan seringkali tidak mencukupi untuk mengatasi masalah tersebut; lebih banyak penekanan harus diberikan kepada kesejahteraan mental selepas laringektomi.

Mengenali dan mengatasi kemurungan adalah sangat penting, bukan hanya untuk kesejahteraan pesakit, tetapi juga dapat memudahkan pemulihan, seterusnya dapat meningkatkan peluang seseorang untuk hidup lebih lama. Terdapat bukti saintifik yang semakin meningkat mengenai hubungan antara minda dan badan. Walaupun banyak hubungan ini belum difahami, diakui bahawa individu yang bermotivasi untuk menjadi lebih baik dan menunjukkan sikap positif lebih cenderung untuk pulih lebih cepat dari penyakit serius, hidup lebih lama, dan kadang-kadang terus hidup walaupun kanser telah merebak melangkaui jangkaan perubatan. Sesungguhnya, telah terbukti bahawa kesan ini dapat dijelaskan oleh perubahan tindak balas imun dan penurunan aktiviti sel pembunuh semula jadi yang terjadi apabila pemandiri kekal positif menghadapi segala kemungkinan.

Sudah tentu, ada banyak sebab untuk merasa tertekan setelah seseorang mengetahui diagnosis kanser dan terpaksa meneruskan hidup dengannya. Ini adalah penyakit yang dahsyat bagi pesakit dan keluarga mereka, lebih-lebih lagi kerana penawar dalam bentuk ubat masih belum ditemui bagi kebanyakan jenis kanser. Pada saat penyakit itu dipastikan, sudah terlambat untuk pencegahan dan, jika kanser telah didiagnos pada tahap lanjut, risiko penyebarannya tinggi dan kemungkinan untuk sembuh sepenuhnya akhirnya berkurang dengan ketara.

Banyak emosi bermain di minda pesakit setelah mengetahui berita buruk ini. "Kenapa saya?" dan "Adakah itu benar?" Kemurungan adalah sebahagian daripada mekanisme normal untuk mengatasi masalah. Sebilangan besar orang melalui beberapa peringkat dalam menghadapi situasi baru yang sukar seperti menjadi pesakit laringektomi. Pada mulanya seseorang mengalami perasaan penidakan dan pengasingan, daripada kemarahan, diikuti oleh kemurungan, dan akhirnya, ada penerimaan di hujung jalan.

Sebilangan orang "tersekat" pada tahap tertentu seperti kemurungan atau kemarahan. Penting untuk terus maju dan sampai ke tahap akhir penerimaan dan harapan. Inilah sebabnya mengapa bantuan profesional serta pemahaman dan pertolongan daripada keluarga dan rakan di sekitar mereka sangat penting.

Pesakit harus menghadapi "cabaran untuk hidup" mereka, kadang-kadang untuk pertama kalinya. Mereka terpaksa menangani penyakit dan akibatnya yang banyak, dalam jangka masa pendek dan panjang. Perasaan tertekan setelah mengetahui tentang diagnosis membolehkan pesakit menerima realiti yang baru.

Sebaliknya, walaupun mengambil pendekatan "tidak peduli lagi" boleh memudahkan hidup dengan masa depan yang tidak menentu, mekanisme penanganan seperti ini dapat melemahkan semangat pesakit untuk mencari rawatan yang terbaik dan dapat menyebabkan penurunan kualiti hidup seseorang dengan signifikan.

Mengatasi kemurungan

Semoga semua pesakit kanser kepala dan leher dapat memperoleh kekuatan untuk melawan kemurungan. Sejurus selepas laringektomi individu mungkin dibebani oleh tugas dan realiti kehidupan harian yang baru. Mereka sering memerlukan tempoh berkabung kerana banyak kehilangan yang terpaksa mereka hadapi, termasuk suara mereka dan keadaan kesihatan mereka yang utama. Mereka juga harus menerima banyak kekurangan kekal termasuk tidak dapat berbicara dengan "normal". Sebilangan mungkin merasa mereka mempunyai pilihan antara menyerah pada kemurungan yang membelenggu fikiran atau menjadi proaktif dan kembali ceria untuk terus hidup. Keinginan untuk menjadi lebih baik dan mengatasi kekurangan boleh menjadi pendorong untuk membalikkan arah aliran emosi yang menurun. Kemurungan boleh berulang; dan ia memerlukan perjuangan berterusan untuk mengatasinya.

Beberapa cara pesakit kanser kepala dan leher dapat mengatasi kemurungan ialah:

1. Elakkan penyalahgunaan dadah atau ubat-ubatan yang terlarang [10]
2. Meminta pertolongan
3. Membuat pemeriksaan lanjutan untuk mengetahui tahap kesihatan (contohnya, hipotiroidisme)
4. Tekad untuk menjadi proaktif
5. Kurangkan tekanan atau stres
6. Gunakan pemandiri laringektomi lain sebagai contoh dan teladan untuk meneruskan kehidupan
7. Kembali kepada aktiviti yang dinikmati sebelumnya
8. Pertimbangkan pengambilan ubat setelah menerima nasihat pakar psikiatri
9. Dapatkan sokongan daripada keluarga, rakan, ahli psikologi, pakar psikiatri, rakan sekerja, rakan laringektomi, dan kumpulan sokongan

Ini adalah beberapa cara untuk memulihkan semangat seseorang yang sedang menghadapi kemurungan:

1. Melakukan aktiviti riadah secara konsisten
2. Membina dan mengekalkan hubungan interpersonal yang rapat dengan isteri atau suami serta ahli keluarga.
3. Tetap cergas dan aktif secara fizikal
4. Interaksi sosial dengan keluarga dan rakan-rakan
5. Melibatkan diri dalam aktiviti sukarelawan

6. Melibatkan diri dengan pelbagai projek dengan tujuan khusus boleh menimbulkan rasa berpuas hati dengan kejayaan diri
7. Rehat yang secukupnya

Sokongan daripada ahli keluarga dan rakan sangat penting. Penglibatan dalam kehidupan orang lain dapat memulihkan semangat seseorang untuk terus hidup dan kembali berbakti kepada yang tersayang. Seseorang dapat memperoleh kekuatan daripada menikmati, berinteraksi dan menjadi sebahagian daripada kehidupan anak-anak dan cucu mereka. Semangat untuk memberi contoh kepada anak-anak dan cucu-cucu untuk tidak berputus asa dalam menghadapi kesulitan dapat menjadi pendorong untuk bersikap proaktif dan melawan kemurungan.

Melibatkan diri dalam aktiviti yang disukai sebelum pembedahan dapat memberikan tujuan berterusan untuk hidup. Menyertai aktiviti kelab laringektomi tempatan boleh menjadi sumber sokongan, nasihat dan persahabatan baru.

Mendapatkan bantuan profesional kesihatan mental seperti pekerja sosial, psikologi atau psikiatri juga dapat membantu. Mempunyai doktor yang prihatin dan cekap serta ahli patologi pertuturan dan penelanan yang dapat memberikan rawatan lanjut secara berterusan adalah sangat penting. Penglibatan mereka dapat membantu pesakit menangani masalah perubatan dan pertuturan yang terjadi dan dapat menyumbang kepada kesejahteraan pemandiri laringektomi.

Masalah bunuh diri di kalangan pesakit kanser kepala dan leher

Insiden bunuh diri di kalangan pesakit kanser adalah dua kali ganda berbanding populasi umum menurut kajian baru-baru ini. Kajian-kajian ini jelas menunjukkan keperluan mendesak untuk mengenali dan merawat masalah psikiatri seperti kemurungan dan idea bunuh diri di kalangan pesakit berisiko ini.

Sebilangan besar kajian mendapati terdapat kejadian gangguan mood kemurungan yang tinggi, seterusnya menyebabkan masalah bunuh diri di kalangan pesakit kanser. Selain gangguan kemurungan teruk, terdapat juga kadar kemurungan yang ringan di kalangan pesakit kanser tua yang kadang-kadang tidak dikenali. Banyak kajian menunjukkan bahawa kira-kira separuh daripada semua kes bunuh diri di kalangan penghidap kanser, dikaitkan dengan gejala kemurungan yang teruk. Faktor penyumbang penting yang lain adalah termasuk kegelisahan, gangguan afektif, kesakitan, kurangnya sistem sokongan sosial, dan motivasi yang rendah.

Peningkatan risiko relatif bunuh diri adalah tertinggi dalam lima tahun pertama setelah didiagnosis kanser dan menurun secara beransur-ansur selepas itu. Walaubagaimanapun, risikonya tetap tinggi selama lima belas tahun setelah menerima diagnosis kanser. Kadar bunuh diri yang lebih tinggi di kalangan pesakit kanser dikaitkan dengan faktor risiko seperti jantina lelaki, atau belum berkahwin. Di kalangan lelaki, kadar bunuh diri yang lebih tinggi dicatat dengan meningkatnya usia semasa diagnosis. Kadar bunuh diri juga lebih tinggi di kalangan pesakit dengan tahap yang lanjut semasa diagnosis.

Insiden bunuh diri berbeza mengikut jenis kanser. Kadar tertinggi adalah di antara pesakit dengan kanser paru-paru dan bronkus, perut, dan kepala dan leher, termasuk rongga mulut, faring, dan laring. Prevalens kemurungan atau tekanan yang tinggi dijumpai di kalangan pesakit dengan jenis kanser ini. Kadar kemurungan yang tinggi di kalangan pemandiri kanser kepala dan leher dapat dijelaskan oleh pengaruh buruk penyakit pada kualiti hidup seseorang. Ini kerana ia mempengaruhi penampilan fizikal dan fungsi penting seperti bercakap, menelan, dan bernafas.

Usaha saringan pesakit kanser yang menghadapi gejala kemurungan, putus asa, kesempitan hidup, kesakitan yang teruk, masalah keluarga dan kewangan, serta idea bunuh diri adalah cara yang berguna untuk mengenal pasti mereka yang berisiko. Kaunseling dan rujukan kepada pakar kesihatan mental (psikologi atau pakar psikiatri) apabila sesuai dapat mencegah bunuh diri di kalangan pesakit kanser yang berisiko. Pendekatan ini juga termasuk berbincang dengan pesakit yang berisiko tinggi untuk bunuh diri (dan keluarga mereka) agar usaha dapat dilakukan untuk mengurangkan akses mereka kepada kaedah-kaedah yang biasa digunakan untuk membunuh diri.

Menghadapi masa depan yang tidak menentu

Setelah seseorang didiagnosis menghidap kanser dan walaupun setelah berjaya menjalani rawatan, sukar dan hampir mustahil untuk membebaskan diri daripada ketakutan bahawa kanser itu akan kembali semula. Sebilangan orang lebih baik daripada yang lain untuk meneruskan kehidupan dalam situasi ketidaktentuan ini; mereka yang menyesuaikan diri akhirnya menjadi lebih bahagia dan lebih mampu meneruskan kehidupan mereka daripada mereka yang tidak.

Lebih menyukarkan lagi apabila mengetahui bahawa imbasan yang digunakan untuk mengesan barah (tomografi pelepasan positron atau PET, tomografi terkomputer atau CT, dan pencitraan resonans magnetik atau MRI) umumnya hanya mengesan barah yang lebih besar daripada satu sentimeter; menyebabkan doktor mungkin terlepas ketumbuhan kecil yang terletak di kawasan-kawasan yang sukar dilihat.

Oleh itu, pesakit harus menerima kenyataan bahawa kanser berkemungkinan kembali dan pemeriksaan fizikal serta kewaspadaan yang tinggi adalah kaedah terbaik untuk memantau keadaannya.

Sekiranya terdapat gejala baru yang dialami, perkara yang sering membantu adalah menunggu beberapa hari sebelum mendapatkan bantuan perubatan (kecuali jika ia mendesak). Secara amnya, sebilangan besar gejala baru akan hilang dalam jangka masa yang singkat. Lama-kelamaan, kebanyakan orang belajar untuk tidak panik dan menggunakan pengalaman masa lalu, akal sihat dan pengetahuan mereka untuk merasionalisasikan dan memahami gejala mereka.

Mudah-mudahan, seiring berjalannya waktu, seseorang menjadi lebih baik dalam menghadapi masa depan yang tidak menentu, belajar menerimanya, hidup dengannya dan sekaligus mencapai keseimbangan antara ketakutan dan penerimaan.

Beberapa cadangan cara untuk mengatasi masa depan yang tidak menentu termasuk:

1. Memisahkan diri dari penyakit
2. Menumpukan minat selain daripada kanser
3. Mengamalkan gaya hidup yang dapat mengelakkan tekanan dan meningkatkan ketenangan dalaman
4. Meneruskan pemeriksaan kesihatan secara berkala
5. Berkongsi diagnosis dengan orang lain

Setelah didiagnosis menghidap barah seseorang harus memutuskan sama ada untuk berkongsi maklumat dengan orang lain atau merahsiakannya. Individu boleh memilih untuk merahsiakan maklumat tersebut kerana takut stigmatisasi, penolakan atau diskriminasi. Ada yang tidak mahu menunjukkan kelemahan atau menyebabkan mereka merasa dikasihani oleh orang lain. Diakui atau tidak, orang sakit - terutama mereka yang berpotensi menghidap penyakit kurang mampu berdaya saing dalam masyarakat dan sering didiskriminasikan dengan sengaja atau tidak sengaja. Sebilangan mungkin takut bahawa rakan dan kenalan mungkin menjauhkan diri daripada mereka kerana tidak mahu dijangkiti, menghulurkan pertolongan - atau hanya kerana mereka tidak tahu apa yang harus dikatakan atau bagaimana harus mengawal kelakuan mereka ketika berhadapan dengan rakan dan kenalan.

Melindungi diagnosis secara peribadi dapat menimbulkan pengasingan emosi dan beban yang melampau ketika seseorang menghadapi realiti baru tanpa sokongan. Sebahagian pesakit kanser mungkin berkongsi diagnosis hanya dengan sebilangan kecil orang untuk menyelamatkan orang lain dari trauma emosi. Sudah tentu mereka akan meminta orang di sekeliling merahsiakan maklumat yang sering menghancurkan ini sehingga mereka sendiri tidak mendapat sokongan dan bantuan emosi yang mencukupi.

Berkongsi maklumat dengan keluarga dan rakan mungkin sukar dan paling baik disampaikan dengan cara yang sesuai dengan kemampuan seseorang individu. Adalah lebih baik untuk menjelaskan satu persatu dan membiarkan setiap orang bertanya dan menyatakan perasaan, ketakutan dan kebimbangan mereka. Menyampaikan berita secara optimistik, dengan menyorotkan potensi pemulihan, dapat menjadikannya lebih mudah. Memberitahu anak-anak kecil adalah amat mencabar dan paling baik dilakukan mengikut kemampuan anak-anak kecil itu untuk menerima maklumat tersebut.

Setelah menjalani pembedahan dan terutama selepas pembuangan laring, seseorang pemandiri tidak mungkin menyembunyikan diagnosis. Sebilangan besar orang tidak menyesal berkongsi diagnosis mereka dengan orang lain. Dengan berkongsi diagnosis, mereka biasanya mendapati bahawa rakan mereka tidak meninggalkan mereka dan terus memberikan sokongan dan dorongan yang membantu mereka melalui masa-masa sukar. Dengan "keluar dari almari" dan berkongsi diagnosis mereka, pemandiri kanser kebanyakannya berpendapat bahawa mereka tidak merasa malu atau lemah kerana penyakit mereka.

Pemandiri laringektomi adalah kumpulan kecil di kalangan mangsa kanser. Namun, mereka berada dalam kedudukan yang unik kerana mereka menunjukkan diagnosis lampau di leher mereka dan melalui suara mereka. Mereka tidak dapat menyembunyikan kenyataan bahawa mereka bernafas melalui stoma mereka dan bercakap dengan suara lemah dan kadang-kadang mekanikal. Namun kehidupan mereka yang selamat adalah bukti bahawa kehidupan yang produktif dan bermakna adalah mungkin walaupun setelah didiagnosis menghidap kanser.

Menjaga mereka yang disayangi dengan kanser

Menjadi penjaga orang yang disayangi dengan penyakit serius seperti kanser kepala dan leher sangat sukar dan boleh membebankan fizikal dan emosi. Adalah sangat sukar untuk melihat orang yang disayangi menderita, terutama jika terlalu sedikit yang dapat dilakukan untuk mengatasi penyakit mereka. Namun, penjaga harus menyedari betapa pentingnya apa yang mereka lakukan walaupun mereka tidak mendapat apa-apa atau sedikit penghargaan.

Penjaga sering takut apabila berhadapan dengan kemungkinan kematian orang yang mereka sayangi dan terpaksa hidup tanpa mereka. Ini boleh menimbulkan kegelisahan dan kemurungan. Ada yang mengatasi kegusaran ini dengan enggan menerima diagnosis kanser dan sebaliknya mempercayai bahawa penyakit orang yang mereka sayangi itu kurang serius.

Penjaga sering terpaksa mengorbankan kesejahteraan diri dan perlu mementingkan kesejahteraan orang yang mereka sayangi. Mereka sering harus menenangkan ketakutan orang yang mereka sayangi dan menyokongnya walau sering menjadi sasaran kemarahan, kekecewaan dan kegelisahan. Kekecewaan ini mungkin lebih besar lagi di kalangan mereka yang menghidap kanser kepala dan leher yang sering mengalami kesukaran untuk menzahirkan diri secara lisan. Penjaga sering menekan perasaan mereka sendiri dan menyembunyikan emosi untuk mengelakkan daripada mengganggu orang yang sakit. Ini sangat membebankan dan sukar.

Adalah berguna bagi pesakit dan penjaga mereka untuk berbicara secara terbuka dan jujur antara satu sama lain untuk berkongsi perasaan, kebimbangan, dan aspirasi mereka. Ini mungkin lebih mencabar bagi mereka yang sukar bercakap. Perjumpaan bersama dengan penyedia penjagaan kesihatan memungkinkan komunikasi yang lebih baik dan memudahkan proses mencapai keputusan bersama.

Malangnya, kesejahteraan penjaga sering diabaikan, kerana semua perhatian tertumpu pada individu yang sakit. Walau bagaimanapun, adalah penting bahawa keperluan penjaga turut tidak diabaikan. Menerima sokongan fizikal dan emosi melalui rakan, keluarga, kumpulan sokongan, dan profesional kesihatan mental boleh membantu seseorang penjaga. Kaunseling profesional boleh dilakukan secara individu atau bersama dengan ahli keluarga lain dan / atau pesakit. Penjaga harus mencari masa untuk "mengecas semula" bateri mereka sendiri. Memperuntukkan masa yang dikhaskan untuk memanjakan diri mereka sendiri dapat membantu penjaga untuk terus menjadi sumber sokongan dan kekuatan kepada orang yang mereka sayangi. Terdapat organisasi sokongan yang sedia ada untuk membantu penjaga pesakit kanser.

Sumber sokongan sosial dan emosi

Berita bahawa seseorang menderita kanser atau kanser kepala dan leher boleh mengubah kehidupan individu dan kehidupan orang yang dekat dengan mereka. Perubahan ini sukar ditangani. Mendapatkan pertolongan untuk mengatasi kesan psikologi dan sosial daripada diagnosis ini adalah sangat penting.

Beban emosi merangkumi kebimbangan mengenai rawatan dan kesan sampingannya, rawatan di hospital, dan kesan ekonomi dari penyakit ini termasuk bagaimana menangani bil perubatan. Kekhuatiran tambahan berkisar kepada keperluan menjaga keluarga seseorang, menjaga pekerjaan seseorang, dan meneruskan aktiviti harian seseorang.

Menghubungi pemandiri laringektomi yang lain dan kumpulan sokongan kanser kepala dan leher boleh membantu. Lawatan ke hospital dan rumah oleh rakan-rakan yang terselamat dapat memberikan sokongan dan nasihat serta dapat memudahkan pemulihan. Rakan-rakan laringektomi dan mangsa kanser kepala dan leher sering dapat memberi petunjuk dan tauladan untuk pemulihan yang berjaya dan seterusnya meningkatkan kebarangkalian untuk kembali kepada kehidupan yang penuh bahagia dan bermanfaat.

Sumber sokongan yang ada termasuklah:

1. Anggota pasukan penjagaan kesihatan (doktor, jururawat, dan pakar pertuturan dan

penelanan) yang dapat menjawab dan menjelaskan soalan mengenai rawatan, pekerjaan, atau aktiviti lain.

2. Pekerja sosial, kaunselor, atau sukarelawan dapat membantu jika seseorang ingin berkongsi perasaan atau kebimbangan. Pekerja sosial boleh mencadangkan sumber untuk bantuan kewangan, pengangkutan, penjagaan rumah, dan sokongan emosi.

3. Kumpulan sokongan untuk pemandiri laringektomi dan individu lain yang menghidap kanser kepala dan leher, dapat berkongsi dengan pesakit dan ahli keluarga mereka apa yang telah mereka pelajari mengenai pengalaman mereka menangani kanser. *Malaysia Laryngectomee Association* menawarkan sokongan secara peribadi, dalam kumpulan, melalui telefon, dan melalui alam maya.

Beberapa faedah menjadi pemandiri laringektomi

Terdapat juga sedikit faedah menjadi pemandiri laringektomi, termasuk:

1. Tidak lagi berdengkur
2. Alasan untuk tidak memakai tali leher
3. Tidak dapat mencium bau yang menyinggung atau menjengkelkan
4. Risiko tersedak yang rendah dan menurunkan risiko jangkitan paru-paru

5. Lebih mudah melakukan intubasi melalui stoma dalam keadaan kecemasan

Kesimpulan

Ahli keluarga dan rakan adalah sumber sokongan yang penting bagi seseorang pesakit laringektomi dalam mengharungi pelbagai masalah psikologi seperti kemurungan dan masa depan yang tidak menentu. Perkongsian pengalaman sesama pemandiri laringektomi boleh mengurangkan tekanan dan membantu untuk kekal positif.

∾

BAB ENAM BELAS

Penggunaan pengimejan dalam diagnosis dan rawatan susulan

Pendahuluan

I mbasan tomografi terkomputer (*CT scan*), pengimejan resonans magnetik (*MRI scan*), dan pencitraan tomografi positron (*PET scan*) adalah prosedur pengimejan perubatan yang tidak invasif yang boleh menunjukkan struktur organ dalaman. Ia juga digunakan untuk mengesan barah dan rawatan susulan memantau perkembangan barah serta menilai tindak balas terhadap sesuatu terapi yang telah diberikan.

Pengimejan Resonans Magnetik (MRI)

MRI dapat digunakan untuk mencadangkan diagnosis kanser, pengkelasan, dan perancangan perawatan. Komponen utama kebanyakan sistem MRI adalah magnet berbentuk tiub atau silinder yang besar. Dengan menggunakan gelombang frekuensi radio yang tidak mengion, magnet yang kuat, dan komputer, teknologi ini menghasilkan gambar keratan rentas bahagian dalam badan yang amat terperinci. Dalam beberapa kes, pewarna kontras digunakan untuk menerangi struktur tertentu di dalam badan. Pewarna ini boleh disuntik terus ke aliran darah secara intravena atau boleh ditelan, bergantung pada kawasan tubuh yang sedang dikaji. Dengan MRI, ia boleh membezakan antara tisu normal dan berpenyakit serta ketumbuhan dengan tepat di dalam badan. Ia juga berguna untuk mengesan penyebaran kanser atau metastasis.

Selain itu, MRI merupakan pengimbasan yang lebih terperinci terutama sekali dalam melihat tisu lembut badan yang berbeza berbanding imbasan CT. Oleh itu, ia sangat berguna untuk pencitraan otak, tulang belakang, tisu penghubung, otot, dan bahagian dalam tulang. Untuk melakukan imbasan, pesakit berada di dalam alat besar yang menghasilkan medan magnet yang menyelaraskan magnetisasi inti atom di dalam badan.

Ujian MRI ini tidaklah menyakitkan. Sebilangan pesakit melaporkan perasaan cemas yang ringan atau kegelisahan semasa ujian. Walaubagaimanapun, pesakit yang menghidap fobia kawasan tertutup (*claustrophobia*) boleh mengalami kegelisahan yang teruk dan sukar bernafas ketika melakukan imbasan MRI. Sebilangan pesakit ini terpaksa melalui pemeriksaan MRI ini secara bius penuh. Secara lazimnya, ubat penenang ringan dapat diberikan sebelum ujian kepada mereka yang sukar untuk berbaring diam untuk jangka masa yang panjang. Mesin MRI menghasilkan bunyi kuat, berdentum, dan bersenandung. Memakai penutup telinga boleh mengurangkan kesan bunyi.

Imbasan Tomografi Terkomputer (CT)

CT adalah prosedur pengimejan perubatan yang menggunakan sinar-X yang diproses komputer untuk menghasilkan imej tomografi pada kawasan tertentu pada tubuh pesakit. Gambar keratan rentas ini digunakan untuk tujuan diagnostik dan terapi dalam banyak bidang perubatan. Pemprosesan berkomputer geometri digital digunakan untuk menghasilkan imej tiga dimensi bahagian dalam badan atau organ dari sebilangan imej sinar-X yang diambil di sekitar satu paksi putaran dalam dua dimensi. Pewarna kontras boleh digunakan untuk menerangi struktur tertentu dalam badan.

Pencitraan Tomografi Positron (PET)

PET adalah ujian pengimejan menggunakan bahan radioaktif yang menghasilkan gambaran tiga dimensi atau gambaran proses metabolik yang berfungsi dalam badan. Ia menggunakan bahan radioaktif yang disebut "pelacak" yang diberikan secara intravena untuk mencari penyakit di dalam badan. Pelacak bergerak melalui darah dan terkumpul di organ dan tisu dengan aktiviti metabolik yang tinggi. Imbasan PET tunggal dapat menggambarkan fungsi sel seluruh tubuh manusia dengan tepat.

Oleh kerana imbasan PET mengesan peningkatan aktiviti metabolik dari sebarang sebab, seperti kanser, jangkitan, atau keradangan, ia tidak cukup spesifik dan oleh itu tidak dapat membezakan antara keduanya. Ini boleh menyebabkan penafsiran keputusan yang kurang jelas dan boleh menimbulkan ketidakpastian yang boleh membawa kepada pemeriksaan lebih lanjut yang mungkin tidak diperlukan. Sebagai tambahan kepada beban kewangan yang boleh terjadi, ia boleh menimbulkan kegelisahan dan kekecewaan.

Penting juga untuk menyedari bahawa ujian ini tidak sempurna dan boleh ketinggalan ketumbuhan kecil (kurang dari satu sentimeter). Pemeriksaan fizikal yang menyeluruh juga harus dilakukan sebelum pengimbasan.

Imbasan PET dan CT sering dilakukan dalam sesi yang sama menggunakan mesin yang lebih kompleks. Walaupun imbasan PET menunjukkan fungsi biologi tubuh, imbasan CT memberikan maklumat berkenaan dengan lokasi peningkatan aktiviti metabolik. Dengan menggabungkan kedua-dua teknologi pengimbasan ini, doktor dapat mendiagnosis secara lebih tepat dan mengenal pasti kanser yang ada.

Saranan umum adalah melakukan imbasan PET / CT setelah tiga atau enam bulan berlalu sesudah pembedahan rawatan kanser. Imbasan PET / CT yang dilakukan lebih awal boleh menyebabkan kekeliruan apabila tisu yang terlibat masih lagi radang dan belum sembuh sepenuhnya selepas pembedahan, justeru menunjukkan reaksi positif kepada pelacak. Secara amnya, PET / CT dilakukan setiap tiga hingga enam bulan pada tahun pertama, kemudian setiap enam bulan pada tahun kedua dan kemudian setiap tahun sepanjang hayat. Walau bagaimanapun, cadangan ini tidak berdasarkan kajian dan hanya merupakan pendapat atau permuafakatan di kalangan pakar. Lebih banyak imbasan dilakukan sekiranya terdapat kebimbangan atau penemuan yang mencurigakan. Walaubagaimanapun, ketika menjadualkan imbasan PET dan / atau CT, potensi keuntungan yang diperoleh oleh maklumat tersebut harus ditimbang terhadap kemungkinan kesan buruk dari pendedahan kepada sinaran pengionan dan atau sinar X.

Kadang kala doktor tidak menyarankan imbasan PET dan hanya meminta CT yang dikhaskan untuk kawasan yang dimaksudkan. CT sedemikian lebih tepat dibandingkan dengan PET / CT gabungan. Yang terdahulunya juga boleh merangkumi suntikan bahan kontras untuk membantu diagnosis sesuatu masalah.

Kadang-kadang CT tidak bermanfaat, terutama pada mereka yang telah melalui rawatan pergigian yang banyak termasuk tampalan atau implan, yang dapat mengganggu penafsiran data CT. Tidak melakukan CT menghindarkan pesakit daripada menerima sejumlah besar radiasi. Sebaliknya, pengimbasan MRI pada kawasan yang berkenaan boleh dilakukan.

Semasa melihat imbasan, pakar radiologi membandingkan imbasan baru dengan yang lama untuk menjejaki perubahan yang mungkin terjadi. Ini sangat berguna dalam rawatan susulan pesakit untuk menentukan samada terdapat patologi atau ketumbuhan yang baru.

Kesimpulan

Pengimejan resonans magnetik (*MRI*), imbasan tomografi terkomputer (*CT*) dan pencitraan tomografi positron (*PET*) adalah contoh pengimejan yang seringkali digunakan untuk mengesan kanser pada peringkat awal atau berulang. Teknologi pengimejan yang terkini membolehkan tahap kanser diuji secara tepat, selamat dan tidak menyakitkan.

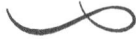

BAB TUJUH BELAS

Rawatan kecemasan resusitasi kardio-pulmonari (CPR) dan penjagaan pemandiri laringektomi ketika melalui pembedahan bius penuh

Pendahuluan

Pemandiri laringektomi dan mereka yang bernafas melalui stoma di leher berisiko memerlukan rawatan kecemasan ketika mengalami masalah pernafasan atau apabila mereka memerlukan resusitasi kardio-pulmonari (*CPR*). Pegawai-pegawai perubatan jabatan kecemasan dan anggota perubatan kecemasan kerap kali gagal mengenalpasti pesakit yang mempunyai stoma di leher, tidak tahu bagaimana cara memberi oksigen yang sebetulnya, dan mungkin melakukan kesalahan dengan memberikan pernafasan mulut-ke-mulut apabila sebenarnya pernafasan mulut-ke-stoma yang perlu dilakukan. Ini boleh menyebabkan akibat yang tidak diingini dan meghilangkan peluang orang yang sakit dari menerima oksigen yang diperlukan untuk hidup.

Terdapat ramai pegawai perubatan yang tidak biasa dengan penjagaan laringektomi kerana pembedahan laringektomi adalah secara relatifnya jarang dilakukan. Sekarang ini, kanser laring lebih sering dikesan pada peringkat awal dan dirawat awal. Pembedahan laringektomi secara total hanyalah dilakukan apabila saiz kanser besar (peringkat lewat) atau kanser yang tumbuh semula selepas rawatan yang terdahulu. Kini hanya terdapat 60,000 individu yang telah menjalani pembedahan ini di Amerika Syarikat. Oleh itu pegawai kesihatan rawatan kecemasan mempunyai pengalaman yang kurang untuk berurusan dengan yang tiada laring (laringektomi) ini.

Bahagian ini menghuraikan keperluan khas pemandiri laringektomi dan mereka yang bernafas melalui stoma di leher, menerangkan perubahan anatomi selepas laringektomi (pembuangan laring secara total), memberi pengetahuan bagaimana laringektomi bercakap dan bagaimana mereka boleh dikenalpasti, bagaimana membezakan antara mereka yang bernafas melalui stoma di leher secara total atau sebahagian, dan menghuraikan prosedur dan alatan yang boleh digunakan untuk rawatan pernafasan kecemasan bagi mereka ini.

Penyebab sesak nafas yang paling sering ditemui di kalangan pemandiri laringektomi adalah sumbatan saluran pernafasan disebabkan kemasukan bendasing atau gumpalan kahak. Pemandiri laringektomi juga berkemungkinan menghidap masalah perubatan lain seperti jantung, paru-paru dan isu vaskular (saluran darah) yang kerap kali adalah berkaitan dengan faktor umur dab kesan radioterapi.

Anatomi pemandiri laringektomi selepas pembedahan laringektomi total adalah berlainan dari anatomi mereka yang tidak menjalani pembedahan ini. Selepas laringektomi total, pesakit bernafas melalui stoma (lubang di leher untuk trakea). Tiada lagi hubungan antara trakea dan mulut dan hidung. Laringektomi mungkin sukar dikenalpasti sekiranya stoma di leher disembunyikan dengan memakai pelindung *foam*, bib, atau pakaian yang lain. Ramai juga antara mereka menggunakan alat HME atau alat bebas tangan pada stoma.

Cara komunikasi yang digunakan oleh pemandiri laringektomi

Pemandiri laringektomi menggunakan berbagai jenis cara komunikasi (lihat Bab 6), termasuk menulis, artikulasi senyap, bahasa isyarat dan tiga teknik pertuturan khas. Teknik-teknik ini adalah pertuturan esofagus, prostesis suara melalui tusukan trakea-esofagus (TEP, *tracheo-esophageal puncture*), dan elektrolaring (*electolarynx*). Setiap teknik ini menggantikan getaran yang dihasilkan oleh pita suara dengan punca yang lain manakala pembentukan perkataan sebenar masih lagi dilakukan oleh lidah dan bibir.

Perbezaan antara pernafasan leher total dan separa

Adalah penting bagi pegawai perubatan untuk membezakan antara mereka yang bernafas menggunakan leher secara total (laringektomi) atau separa (trakeostomi), kerana pengurusan perubatan antara keduanya adalah berbeza. Bagi laringektomi, trakea tidak berhubung dengan saluran pernafasan atas dan pernafasan adalah semata-mata melalui stoma pada trakea (Rajah 7). Bagi mereka yang separa bernafas melalui leher, walaupun terdapat stoma pada trakea (trakeostomi), masih ada perhubungan antara trakea dan saluran pernafasan atas (Rajah 8). Mereka yang bernafas separa di leher, pernafasan adalah terutamanya melalui trakeostomi tetapi mereka masih boleh bernafas melalui hidung dan mulut. Sejauh mana pernafasan boleh dilakukan melalui hidung dan mulut adalah berbagai bergantung kepada individu.

Ramai mereka yang bernafas separa di leher menyempurnakan pernafasan mereka melalui tiub trakeostomi. Tiub ini akan kelihatan terbonjol dari stoma dan biasanya diikat di leher. Kegagalan mengenalpasti dan memahami pernafasan leher separa melalui trakeostomi ini mungkin menyebabkan rawatan yang tidak sesuai diberi.

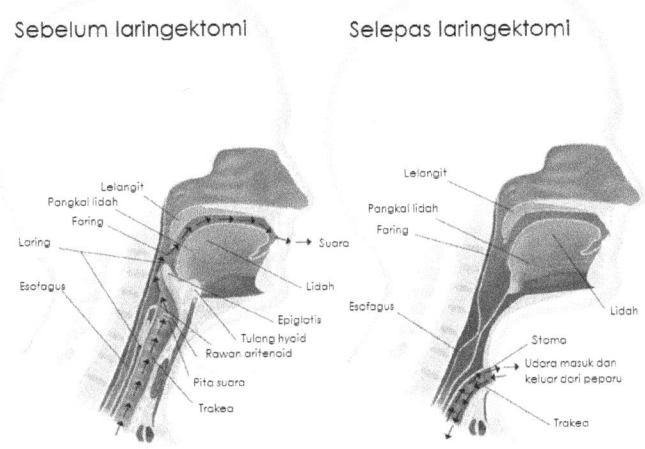

Rajah 7: Struktur anatomi sebelum dan selepas laringektomi

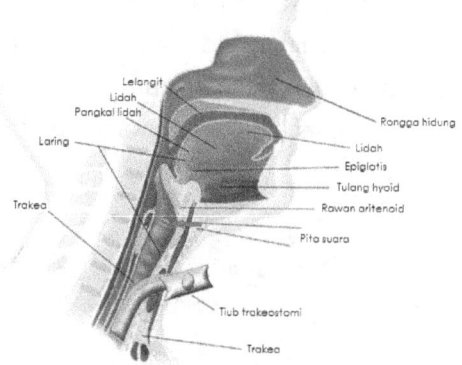

Rajah 8: Ilustrasi pernafasan leher separa

Persediaan untuk memberi bantuan pernafasan.

Langkah memberi bantuan pernafasan kepada pesakit pernafasan leher separa atau total ini adalah:

1. Pastikan bahawa pesakit tidak bertindakbalas
2. Aktifkan pasukan perubatan kecemasan
3. Posisikan pesakit dengan menaikkan bahu mereka
4. Dedahkan leher dan buang apa sahaja yang menutup stoma seperti penapis atau kain, yang mungkin akan mengganggu akses kepada saluran udara

5. Selamatkan saluran udara di stoma dan buang segala yang menghalang saluran udara seperti penapis atau alat HME
6. Buangkan segala kahak dari stoma

Bantuan pernafasan kepada yang bernafas dari leher secara total (laringektomi). Membuang tapak stoma adalah tidak perlu melainkan ianya menghalang saluran pernafasan. Tiub laringektomi atau butang stoma boleh dikeluarkan secara berhati-hati. Prostesis suara tidak perlu dikeluarkan melainkan ianya menyumbat saluran pernafasan kerana biasanya ia tidak mengggganggu pernafasan atau prosedur sedutan kahak. Sekiranya prostesis suara telah tercabut, ianya perlu dikeluarkan dan lubang (fistula) tempat prostesis digantikan dengan tiub pemakanan untuk menghalang kemasukan makanan dan minuman ke dalam paru-paru dan juga mengelakkan fistula dari tertutup.

Sekiranya tiub trakeostomi perlu digunakan ketika resusitasi pernafasan, saiznya perlu lebih pendek dari yang biasa digunakan supaya sesuai dengan panjang trakea. Tiub trakeostomi perlu dimasukkan dengan berhati-hati supaya tidak menyebabkan prostesis suara tercabut. Oleh itu mungkin saiz tiub yang lebih kecil sesuai digunakan.

Sekiranya pesakit boleh bernafas dengan normal, beliau perlu dirawat seperti pesakit yang lain. Sekiranya pemberian oksigen jangkamasa panjang perlu diberikan, ianya perlu dilembapkan.

Kemungkinan untuk sukar mengesan nadi arteri karotid di kalangan laringektomi adalah disebabkan oleh kesan fibrosis selepas rawatan radioterapi. Sesetengah pesakit tidak mempunyai nadi pada arteri radial di salah satu lengan sekiranya tisu dari lengan tersebut digunakan sebagai tisu rekonstruktif bebas untuk membina semula saluran pernafasan atau penelanan.

Resusitasi kardio-pulmonari (*CPR*) adalah secara amnya sama dengan individu yang normal dengan satu pengecualian utama. Bagi mereka yang mempunyai stoma di leher (laringektomi), bantuan pernafasan dan pemberian oksigen perlu diberikan melalui stoma tersebut. Ia boleh dilakukan dengan cara bantuan pernafasan mulut-ke-stoma atau menggunakan topeng oksigen (bayi/kanak-kanak kecil atau topeng dewasa yang dipusing 90 darjah). Melakukan bantuan pernafasan mulut-ke-mulut adalah satu pertolongan yang sia-sia.

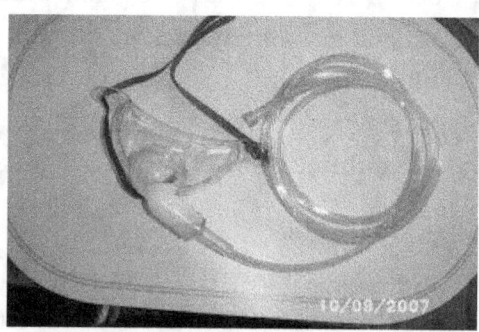

Rajah 9: Topeng oksigen

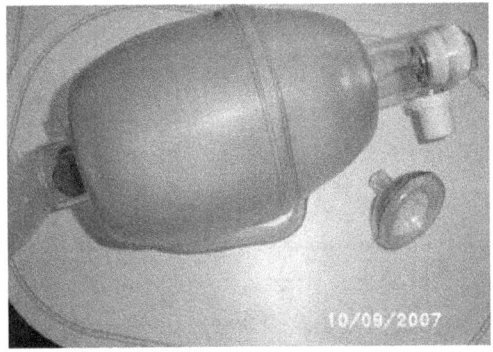

Rajah 10: Topeng oksigen bayi/kanak-kanak kecil yang digunakan untuk memberi bantuan pernafasan kecemasan kepada stoma pesakit

Bantuan pernafasan untuk mereka yang bernafas di leher separa (trakeostomi). Walaupun mereka yang bernafas di leher separa menarik dan melepaskan nafas melalui stoma di trakea, mereka masih mempunyai hubungan antara paru-paru dan mulut dan hidung. Oleh itu udara boleh masih boleh melalui mulut dan/atau hidung, yang mana ini boleh mengurangkan keberkesanan bantuan pernafasan yang diberi. Walaupun bantuan pernafasan sememangnya perlu diberi melalui stoma di trakea, mulut dan hidung mereka perlu ditutup rapat untuk mengelakkan udara yang mengandungi oksigen hilang melaluinya. Ini boleh dilakukan dengan memegang rapat mulut dan hidung pesakit itu dengan tangan.

Kesimpulan: Jabatan kecemasan dan pasukan perubatan kecemasan perlu lebih berjaga-jaga dalam mengenalpasti mereka yang tidak lagi boleh bernafas melalui mulut dan hidung. Pengetahuan di kalangan kakitangan kesihatan di dalam komuniti adalah sukar diramal. Ramai di kalangan mereka tidak biasa dengan penjagaan pesakit yang bernafas melalui leher walaupun ianya diajar di dalam kursus-kursus CPR. Adalah penting bagi pegawai perubatan belajar untuk mengenalpasti mereka yang bernafas melalui leher dan berupaya membezakan antara individu bernafas di leher secara total atau separa. Pemberian bantuan pernafasan dan oksigen melalui stoma dan ciri-ciri khas CPR kepada mereka ini perlu ditekankan dalam latihan secara berkala. Pasukan kesihatan dan perubatan kecemasan perlu mengekalkan pengetahuan mereka dalam memberi rawatan dan penjagaan kepada mereka yang bernafas melalui leher supaya rawatan kecemasan yang berkesan boleh diberi dalam keadaan yang genting.

Masalah pernafasan unik di kalangan mereka yang bernafas melalui leher adalah gumpalan kahak, dan kemasukan bendasing ke dalam saluran pernafasan. Walaupun mereka yang bernafas melalui leher secara separa menyedut dan melepas nafas mereka melalui stoma di trakea, masih terdapat hubungan antara paru-paru dan mulut dan hidung mereka. Ini berlainan bagi pemandiri laringektomi yang bernafas melalui stoma leher secara total. Kedua-dua mereka ini perlu diberi bantuan pernafasan melalui stoma di leher. Tetapi pesakit pernafasan leher separa, mulut dan hidungnya perlu di tutup rapat untuk mengelakkan kehilangan udara atau oksigen yang diberi melalui stoma.

Memastikan penjagaan kecemasan yang sepatutnya diberikan kepada pemandiri laringektomi

Mereka yang bernafas melalui leher berisiko tinggi menerima rawatan kecemasan yang tidak mencukupi apabila mereka mengalami sesak nafas. Mereka yang bernafas melalui leher boleh mengelakkan kejadian yang tidak diingini dengan:

1. Memakai gelang medikal yang membolehkan keadaan unik mereka dikenalpasti
2. Sentiasa membawa bersama mereka senarai maklumat perubatan seperti diagnosis penyakit, pembedahan yang telah dijalani dan keadaan perubatan terkini, senarai ubat-ubatan, nama-nama doktor yang merawat dan nombor telefon yang boleh dihubungi
3. Meletakkan pelekat kereta yang memberitahu bahawa terdapat pemandiri laringektomi di dalam kereta juga memberi informasi berkenaan penjagaan mereka ketika kecemasan
4. Meletakkan nota di pintu supaya keadaan mereka sebagai pemandiri laringektomi dikenalpasti
5. Penggunaan elektrolaring mungkin membantu komunikasi ketika kecemasan
6. Memberitahu pasukan kesihatan kecemasan tempatan dan jabatan polis lebih awal mengenai keadaan mereka yang bernafas melalui leher dan

berkemungkinan tidak boleh bercakap ketika kecemasan. Talian kecemasan di Malaysia ialah 999

7. Memastikan pegawai perubatan jabatan kecemasan yang berdekatan boleh mengenalpasti dan memberi rawatan yang sepatutnya kepada mereka yang bernafas melalui leher

Adalah terpulang kepada pemandiri laringektomi untuk lebih berhati-hati dan berusaha meningkatkan kesedaran pegawai perubatan dan pasukan kesihatan kecemasan di kawasan setempat mengenai keadaan mereka. Ini boleh berlaku dengan cara berterusan dari semasa ke semasa memandangkan pengetahuan kakitangan kesihatan mengenai ini sukar dipastikan dan mungkin berubah dengan masa.

Menjalani prosedur atau pembedahan sebagai pemandiri laringektomi

Menjalani prosedur seperti kolonoskopi (endoskopi pada usus besar) dengan penggunaan ubat penenang atau pembedahan dengan bius setempat atau keseluruhan adalah mencabar bagi pemandiri laringektomi.

Malangnya, ramai pegawai perubatan atau doktor yang memberi penjagaan kepada laringektomi sebelum, sedang dan selepas pembedahan tidak biasa dengan keadaan unik anatomi, bagaimana mereka bercakap, dan bagaimana untuk menguruskan saluran pernafasan semasa dan selepas prosedur atau pembedahan. Ini termasuk jururawat, juruteknik perubatan, pakar bedah dan pakar bius.

Oleh itu adalah dinasihatkan agar para laringektomi menerangkan lebih awal kepada pegawai yang merawat mengenai keperluan mereka dan ciri-ciri anatomi yang unik. Mereka yang menggunakan prostesis suara perlu membenarkan pakar bius melihat stoma untuk mereka memahami fungsi prostesis suara.

Pegawai perubatan perlu memahami bahawa individu yang telah menjalani laringektomi total (pembuangan keseluruhan laring) tidak lagi mempunyai hubungan antara trakea dan rongga pernafasan atas, oleh itu bantuan pernafasan dan sedutan kahak dalam saluran pernafasan mesti dilakukan melalui stoma dan bukannya melalui hidung atau mulut.

Menjalani prosedur dengan ubat sedasi (penenang) atau pembedahan dengan bius setempat adalah mencabar untuk laringektomi kerana mereka tidak boleh bercakap menggunakan elektrolaring atau prostesis suara ketika pembedahan dijalankan. Ini adalah kerana stoma ditutup oleh topeng oksigen dan tangan pesakit tidak dibolehkan bergerak. Walaubagaimanapun, individu laringektomi yang menggunakan pertuturan esofagus masih boleh berkomunikasi sepanjang prosedur atau pembedahan bius setempat.

Adalah penting untuk berbincang dengan pasukan perubatan mengenai keperluan khas sebelum pembedahan. Ini mungkin memerlukan ulangan beberapa kali, pertama kali kepada pakar bedah, kemudian kepada pakar bius semasa pemeriksaan sebelum pembedahan, dan akhirnya kepada pasukan bius yang berada di dalam bilik bedah pada hari pembedahan. Semasa menjalani prosedur perubatan atau pembedahan dengan bius setempat, koordinasi boleh dirancang tentang bagaimana untuk memberitahu pakar bius sekiranya mengalami kesakitan atau memerlukan sedutan kahak. Isyarat tangan, anggukan kepala, bacaan pergerakan bibir, atau bunyi asas yang dihasilkan dari pertuturan esofagus mungkin membantu.

Cadangan-cadangan ini boleh membantu dalam melicinkan lagi proses prosedur atau pembedahan pada pemandiri laringektomi agar penjagaan yang sepatutnya dapat diberikan.

Panduan resusitasi kardiopulmonari (CPR)

Panduan baru oleh American Heart Association berkaitan CPR pada tahun 2010 menggariskan bahawa resusitasi kardiopulmonari (CPR) hanya memerlukan tekanan dada (*cardiac compression*); dan bantuan pernafasan mulut-ke-mulut tidak lagi disyorkan. Matlamat utama panduan ini adalah untuk menggalakkan lebih ramai orang melakukan CPR.

Ramai individu yang mengelak bantuan pernafasan mulut-ke-mulut kerana berasa malu untuk bernafas ke dalam mulut atau hidung seseorang yang lain. Dorongan yang diberi oleh panduan baru ini adalah lebih baik dengan memberi tekanan dada sahaja berbanding tidak melakukan apa-apa.

Oleh kerana pemandiri laringektomi tidak boleh memberi bantuan pernafasan dari mulut ke mulut, panduan CPR yang lama telah mengeluarkan mereka dari senarai mereka yang boleh melakukan CPR bahagian pulmonari atau pernafasan. Walaubagaimanapun, sekiranya boleh dilakukan, CPR cara lama yang menggunakan kedua-dua bantuan pernafasan dan tekanan dada (cardiac compression) boleh digunapakai. Ini adalah kerana cara "tekanan dada sahaja" tidak dapat boleh membantu mengekalkan jangka hayat seseorang setelah mengalami resusitasi dalam jangkamasa yang lama memandangkan tiada udara masuk ke paru-paru.

Pemandiri laringektomi yang memerlukan CPR mungkin terpaksa diberikan bantuan pernafasan. Salah satu penyebab kepada masalah pernafasan yang sering berlaku di kalangan laringektomi adalah sumbatan saluran pernafasan disebabkan gumpalan kahak atau bendasing. Bantuan pernafasan mulut ke stoma adalah penting dan secara relatifnya lebih mudah untuk dilakukan berbanding bantuan pernafasan mulut ke mulut.

Pemandiri laringektomi yang bernafas melalui alat HME dan melakukan CPR pada seseorang yang memerlukan resusitasi mungkin perlu mencabut sementara HMEnya. Ini membolehkan laringektomi menyedut lebih udara apabila mereka memberi hingga seratus tekanan dada dalam masa satu minit.

Kesimpulan

Stoma adalah bukaan saluran pernafasan bagi seseorang pemandiri laringektomi dan ianya tidak lagi berhubung dengan rongga hidung atau mulut. Justeru itu, bantuan pernafasan semasa kecemasan atau pembedahan bius penuh haruslah diberi melalui stoma dan bukannya melalui mulut seseorang pesakit.

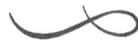

BAB LAPAN BELAS

Melancong sebagai pemandiri laringektomi

Pendahuluan

Melancong sebagai pemandiri laringektomi adalah mencabar. Pesakit akan terdedah dengan persekitaran yang tidak lazim baginya dan jauh dari rutin harian serta ruang keselesaan. Pemandiri laringektomi perlu menjaga saluran pernafasan di kawasan yang asing baginya. Persediaan sebelum melancong terutama dari segi barang-barang keperluan adalah sangat mustahak dan perlu dirancang terlebih dahulu. Adalah sangat penting untuk terus menjaga salur pernafasan dan masalah kesihatan yang lain sewaktu melancong.

Penjagaan salur pernafasan semasa dalam penerbangan komersial.

Banyak cabaran boleh dihadapi pemandiri laringektomi semasa berada dalam penerbangan komersial (terutama penerbangan yang mengambil masa lama). Beberapa faktor boleh menyebabkan pembuluh darah vena tersumbat (*deep vein thrombosis*, *DVT*). Ini termasuk masalah dehidrasi (kerana kurang kelembapan dalam kabin kapal terbang pada altitud yang tinggi), tekanan oksigen yang rendah dalam kapal terbang, dan penumpang tidak bergerak bebas. Faktor-faktor ini, apabila digabungkan, boleh menyebabkan darah beku di kaki, darah beku ini boleh terlucut, seterusnya ia akan bergerak dalam saluran darah dan sampai ke paru-paru di mana ia akan menyebabkan embolisme paru-paru (*pulmonary embolism*). Ini sangat bahaya dan ia adalah suatu kecemasan perubatan yang boleh membawa maut.

Sebagai tambahan, kelembapan udara yang kurang boleh menyebabkan saluran trakea kering dan terhasilnya gumpalan kahak. Pramugari secara amnya tidak biasa dengan pesakit laringektomi; mereka akan menghalakan udara ke stoma dan bukan ke mulut atau hidung.

Langkah-langkah ini boleh diambil untuk menghalang dari masalah yang mungkin timbul:

1. Minum sekurang-kurangnya 8 auns air setiap 2 jam di dalam kapal terbang, termasuk semasa di darat
2. Tidak mengambil minuman yang mengandungi alkohol dan kefein kerana ia boleh menyebabkan dehidrasi
3. Memakai pakaian yang longgar
4. Elakkan duduk bersila di atas tempat duduk, kerana ia boleh mengurangkan lagi perjalanan darah ke kaki
5. Memakai sarung kaki khas yang mempunyai fungsi pemampatan
6. Jika berisiko tinggi, boleh bertanya kepada doktor untuk pengambilan aspirin sebelum menaiki pesawat untuk menghalang pembentukan darah beku
7. Melakukan senaman kaki dan berdiri atau berjalan jika keadaan membenarkan semasa dalam pesawat
8. Tempah tempat duduk di laluan keluar, tempat duduk pukal atau tempat duduk di lorong, di mana ruang kaki lebih besar.
9. Berkomunikasi dengan pramugari menggunakan tulisan jika sukar berkomunikasi menggunakan suara di sebabkan bunyi bising
10. Masukkan cecair garam (0.9% sodium klorida) kedalam stoma sekali-sekala semasa penerbangan untuk mengekalkan kelembapan
11. Letakkan kelengkapan perubatan, termasuk barang-barang penjagaan stoma dan elektrolaring (jika digunakan) pada tempat yang

senang dicapai di bagasi yang dibawa naik pesawat (alat- alat perubatan yang tahan lama dan bekalan perubatan adalah dibenarkan untuk dibawa ke atas kabin pesawat)

12. Lubang stoma boleh ditutup dengan alat HME atau kain yang lembap untuk mengekalkan kelembapan

13. Memberitahu pramugari status anda sebagai pemandiri laringektomi

Perkara-perkara ini boleh menjadikan perjalanan menaiki pesawat lebih mudah dan selamat untuk pemandiri laringektomi dan pesakit-pesakit lain yang bernafas melalui leher.

Apa yang perlu dibawa ketika melancong ?

Apabila melancong, alat-alat dan ubat-ubatan untuk menguruskan salur pernafasan perlu diletakkan ke dalam bagasi yang telah dikhaskan. Bagasi ini perlu dibawa ke dalam kabin dan mudah untuk diambil jika perlu.

Barang barang yang dicadangkan untuk dimasukkan ke dalam bagasi khas ini termasuklah:

1. Ringkasan ubat-ubatan terkini yang digunakan oleh pesakit, diagnosa penyakit, nama dan maklumat pakar yang merawat pesakit, pakar pertuturan dan preskripsi ubat pesakit

2. Bukti insuran perubatan dan pergigian
3. Bekalan ubat yang diambil oleh pesakit
4. Kertas tisu
5. Penyepit, cermin, lampu suluh (dengan bateri)
6. Alat pengukur tekanan darah (untuk penghidap darah tinggi)
7. Tiub cecair garam (0.9% sodium klorida)
8. Bekalan untuk meletak tapak HME (alkohol, cecair penanggal, pelekat)
9. Bekalan HME dan tapak HME
10. Membawa elektrolaring (dengan bateri simpanan) walaupun pesakit menggunakan prostesis suara, ini berguna jika pesakit tidak boleh bertutur menggunakan prostesis
11. Penguat suara (jika perlu, dengan bateri simpanan atau pengecas bateri)

Pesakit yang menggunakan prostesis suara disarankan membawa barang-barang tambahan seperti berikut :

1. Berus dan *bulb* pembilas untuk mencuci prostesis suara trakeo-esofageal
2. Membawa lebih bekalan alat HME bebas tangan dan bekalan lebih prostesis suara
3. Kateter *Foley* berwarna merah atau tiub pemakanan *Ryle* saiz 10 atau 12 Fr (untuk digunakan sementara melalui tusukan trakeo-esofageal sekiranya prostesis suara tercabut)
4. Jumlah barang-barang yang dibawa bergantung kepada jangka masa perjalanan. Penting untuk membawa maklumat pakar pertuturan dan

doktor perubatan untuk dihubungi di kawasan yang akan anda lawati.

Menyediakan kit maklumat kesihatan dan bekalan yang penting

Pemandiri laringektomi mungkin perlu menerima rawatan kecemasan atau bukan kecemasan di hospital atau fasiliti perubatan lain. Oleh kerana terdapat kesukaran bagi mereka untuk bertutur dengan ahli perubatan untuk memberi maklumat, terutama dalam keadaan cemas, adalah penting untuk menyediakan kit yang mengandungi maklumat yang berkenaan. Sebagai tambahan, adalah penting untuk membawa kit tersebut ketika mendapatkan sebarang rawatan kesihatan.

Kit perlu mengandungi maklumat kesihatan dan bahan bekalan penting seperti berikut :

1. Ringkasan terkini mengenai sejarah penyakit, pembedahan, rawatan RT atau kemoterapi, alahan dan masalah perubatan
2. Senarai ubatan terkini yang diambil oleh pesakit dan keputusan prosedur pemeriksaan imbasan serta laporan makmal. Maklumat ini boleh di simpan di dalam cakera padat atau peranti USB
3. Maklumat berkenaan insurans dan bukti kad perubatan jika ada
4. Maklumat (telefon, alamat e-mel, alamat) doktor - doktor terapis pertuturan dan kawan kawan pemandiri laringektomi

5. Lakaran dari sisi leher untuk menerangkan anatomi / struktur salur pernafasan untuk pemandiri laringektomi dan jika perlu, tempat terletaknya prostesis suara

6. Kertas dan pen

7. Alat elektrolaring dengan bateri yang lebih untuk simpanan (walaupun pesakit menggunakan prostesis suara)

8. Satu kotak kertas tisu

9. Bekalan cecair garam dalam tiub (0.9% sodium klorida), penapis HME, tapak HME dan bekalan untuk memakai dan menggantikannya (seperti alkohol, pelekat) dan alat pembersih prostesis suara (berus, *bulb* dan air untuk membilas)

10. Penyepit, cermin, lampu suluh (dengan bateri)

Adalah sangat penting untuk memastikan maklumat kesihatan dan bahan-bahan penting ini tersedia, terutama sekali bila terjadinya keadaan kecemasan atau ketika menjalani rawatan susulan yang telah dijadualkan.

Kesimpulan

Pemandiri laringektomi haruslah membuat persiapan khusus sebelum melancong, terutamanya jika perjalanan tersebut jauh dan terdapat perbezaan iklim atau altitud. Persediaan yang rapi membolehkan pesakit menangani pelbagai kemungkinan, dan seterusnya menikmati percutian yang dirancang.

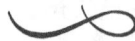

BAB SEMBILAN BELAS

Pemandiri laringektomi dan pandemik COVID-19

Pendahuluan

C OVID-19 merupakan jangkitan virus respiratori jenis *corona* yang telah mencetuskan pandemik di seluruh dunia sejak ia pertama kali dilaporkan di wilayah Wuhan, China pada bulan Disember, 2019. Jangkitan ini boleh didiagnos pada peringkat awal (pada pesakit bergejala dan pesakit tidak bergejala) melalui pemeriksaan swab daripada hidung dan tekak. Rembesan respiratori daripada kawasan hidung dan tekak ini akan diperiksa secara teliti menggunakan teknik *Polymerase Chain Reaction* untuk kehadiran DNA virus COVID-19.[11] Gejala utama jangkitan ini termasuklah demam, selsema, batuk dan kesukaran bernafas. Pesakit yang dijangkiti virus ini boleh menjangkiti orang lain melalui rembesan respiratori (daripada hidung, mulut dan kahak) atau secara sentuhan kepada selaput mata, stoma atau tangan yang telah menyentuh objek yang telah tercemar dengan virus.

Secara amnya, pemandiri laringektomi kurang mengalami jangkitan respiratori berbanding individu lain. Ini adalah kerana jangkitan respiratori yang lazimnya berpunca daripada virus akan menjangkiti bahagian hidung terlebih dahulu, sebelum merebak ke bahagian badan yang lain, termasuk paru-paru. Perubahan anatomi pemandiri laringektomi yang memisahkan saluran pernafasan hidung dan mulut dengan stoma menyebabkan jangkitan daripada kawasan hidung dan mulut tidak lagi boleh merebak ke paru-paru secara langsung. Walaubagaimanapun, ini tidak bermakna pemandiri laringektomi kebal daripada jangkitan COVID-19. Prevalens masalah kesihatan seperti hipertensi dan masalah peparu kronik di kalangan pemandiri laringektomi menjadikan golongan ini berisiko tinggi mendapat komplikasi merbahaya daripada jangkitan virus ini. Tambahan lagi, kebanyakan pesakit kanser peti suara juga merupakan perokok tegar yang rentan mendapat jangkitan respiratori akibat pergerakan muko-siliari yang terganggu.

Langkah-langkah pencegahan COVID-19

Langkah-langkah pencegahan perlu diambil oleh segenap lapisan masyarakat untuk mengelakkan penularan jangkitan COVID-19 di kalangan komuniti. Adalah penting untuk sentiasa mendapatkan maklumat terkini mengenai saranan dan amalan baik untuk penjagaan kendiri bagi mengelakkan jangkitan virus ini. Menurut sumber daripada *Center of Disease Control* and *Prevention dan Crisis Preparedness and Response Centre*, Kementerian Kesihatan Malaysia, amalan 3W iaitu kerap mencuci tangan dengan air dan sabun (*wash*), memakai pelitup separuh muka di tempat awam atau jika bergejala (*wear*), dan mengambil berat amaran daripada pihak berwajib (*warn*) perlu dipertingkatkan. Selain daripada itu, 3S iaitu kawasan yang sesak, kawasan yang sempit dan sembang atau bertutur dengan jarak yang dekat perlu dielakkan. [12]

Sebagai pemandiri laringektomi, saranan pemakaian pelitup muka sahaja tidak mencukupi untuk mencegah jangkitan virus respiratori. Ini adalah kerana, kawasan stoma juga perlu dilindungi daripada menyedut udara yang mengandungi virus COVID-19. Malahan, jangkitan virus ini melalui stoma boleh mengakibatkan jangkitan paru-paru yang secara langsung boleh membawa maut. Justeru itu, pemandiri laringektomi perlu mengamalkan penjagaan kendiri yang berbeza berbanding ahli komuniti yang lain.

Antara langkah-langkah pencegahan yang boleh diamalkan oleh pemandiri laringektomi untuk mencegah jangkitan COVID-19 termasuklah:

1. Memakai penutup stoma dan alat HME sepanjang masa, terutama sekali jika berjumpa dengan orang lain. Terdapat alat HME yang mempunyai keupayaan penapisan yang lebih tinggi berbanding alat HME yang lain. Contohnya, alat HME Provox Micron™ (Rajah 11) dilengkapi penapis elektrostatik dengan kemampuan melebihi 99.9%, justeru mengurangkan risiko transmisi virus melalui stoma. Pemakaian alat HME ini boleh mengelakkan jangkitan virus kepada pemandiri laringektomi dan begitu juga sebaliknya; boleh melindungi orang lain daripada dijangkiti sekiranya pesakit laringektomi dijangkiti COVID-19. Pesakit yang bernafas secara separa melalui leher boleh manggunakan alat HME jenis ProTrach XtraCare yang juga mempunyai kemampuan filtrasi yang tinggi.
2. Memakai alat HME bebas tangan sepanjang masa agar tidak perlu manggunakan jari untuk menutup stoma ketika berbicara menggunakan teknik prostesis trakeo-esofageal. Sekiranya menggunakan alat HME biasa, keraplah

mencuci tangan terutama sebelum dan selepas menyentuh alat HME.

3. Mengamalkan pemakaian kedua-dua pelitup muka dan hidung serta pelitup stoma. Pelitup muka dan hidung boleh diubah suai dengan cara mengikat tali tambahan pada kedua-dua tali di bahagian bawah agar boleh diikat kemas dari bawah lengan ke bahagian belakang dada. (Rajah 12)

4. Memakai cermin mata pelindung atau perisai muka yang diperbuat daripada bahan lutsinar untuk perlindungan tambahan daripada rembesan respiratori seperti kahak dan hingus.

5. Membasuh tangan dengan kerap manggunakan air dan sabun sekurang-kurangnya untuk 20 saat. Sekiranya menggunakan cecair pembasmi kuman, pastikan ianya mengandungi sekurang-kurangnya 60% alcohol untuk kesan yang optimum.

6. Elakkan daripada menyentuh stoma, alat HME, mata, hidung dan mulut sebelum mencuci tangan terlebih dahulu. Salah satu cara yang boleh diamalkan ialah menggunakan tangan yang dominan untuk aktiviti harian dan menggunakan tangan yang bukan dominan untuk menyentuh atau menutup stoma. Dengan cara ini, risiko transmisi melalui sentuhan tangan boleh dikurangkan kepada tahap yang minimum.

7. Elakkan berada dekat dengan mereka yang sakit, tempat awam dan kawasan yang sesak.

8. Mencuci atau membasmi kuman pada permukaan yang selalu disentuh seperti tombol pintu, permukaan meja dan kerusi serta suis elektrik secara berkala.

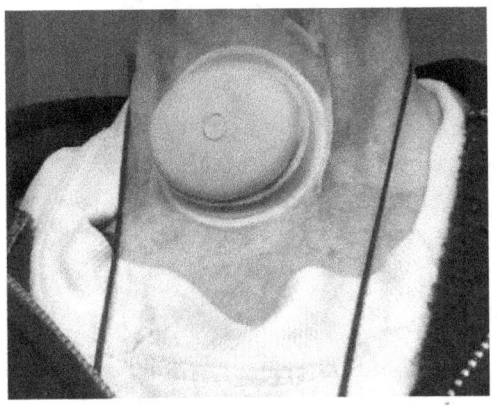

Rajah 11: Alat HME Provox Micron™

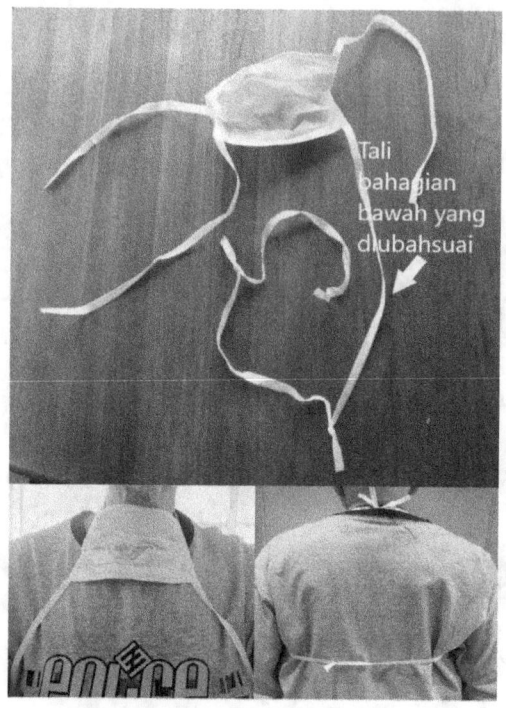

Rajah 12: Pemakaian pelitup muka yang diubah suai untuk menutup stoma.

Pandemik COVID-19 dan rawatan kanser kepala dan leher

Pesakit dan penjaga kanser kepala dan leher yang sedang menerima rawatan semasa pandemik COVID-19 menghadapi pelbagai cabaran dan tekanan. Ini memandangkan kebanyakan hospital terpaksa merawat pesakit COVID-19, di samping meneruskan perkhidmatan rawatan kritikal seperti pembedahan, radioterapi dan kemoterapi untuk penghidap kanser.

Cabaran infrastruktur yang mungkin tidak mencukupi untuk menampung keperluan yang mendesak ini boleh mengakibatkan kelewatan dalam memulakan rawatan kanser. Tambahan lagi, alat pelindung diri yang khusus perlu dipastikan mencukupi bagi menyediakan persekitaran yang selamat buat pesakit kanser kepala dan leher, yang lazimnya mempunyai imuniti badan yang rendah ketika menjalani rawatan.

Pesakit kanser kepala dan leher yang telah selesai menjalani rawatan pula secara kebiasaannya diberi rawatan susulan yang kerap untuk menilai kesan sampingan dan tindak balas terhadap rawatan (Lihat Bab 13). Rawatan susulan sebegini mungkin terpaksa ditangguhkan atau digantikan dengan susulan di atas talian atau melalui telefon. Langkah ini adalah untuk mengurangkan risiko transmisi virus COVID-19 kepada pemandiri kanser dan pasukan perubatan yang terlibat.[13] Walau bagaimanapun, sekiranya pemandiri laringektomi mengalami gejala baru seperti kesukaran menelan, perubahan suara, sakit telinga atau bengkak di kawasan leher, rawatan susulan secara fizikal dengan pakar yang berkenaan terpaksa dilakukan untuk menilai keadaan kesihatan.

Kekangan meneruskan rawatan susulan yang kerap dengan pakar onkologi dan pakar otorinolaringologi ini berkemungkinan menimbulkan rasa tidak menentu akan kesan rawatan kanser kepala dan leher. Keadaan ini mungkin memberi tekanan emosi kepada pemandiri kanser. Antara langkah-langkah yang boleh diambil untuk mengurangkan kegusaran berkaitan rawatan sepanjang pandemik ialah:

1. Sentiasa berhubung rapat dengan ahli keluarga yang terdekat untuk berkongsi kegelisahan dan meluahkan tekanan yang mungkin dialami
2. Berhubung dengan pakar yang berkaitan dan membincangkan kaedah komunikasi jarak jauh yang boleh diadaptasi untuk tujuan rawatan susulan.
3. Mendapatkan bekalan ubat yang secukupnya sepanjang pandemik.

Pengesanan COVID-19 pada pemandiri laringektomi

Terdapat dua jenis ujian diagnostik yang boleh dilakukan untuk mengesan virus COVID-19. Pertamanya, ujian pengesanan *DNA* virus pada cecair rembesan respiratori (hingus dan kahak) dengan menggunakan swab dari hidung dan mulut pesakit.[11] Ujian ini boleh memastikan bahawa seseorang pesakit sedang dijangkiti virus COVID-19 secara aktif. Pemandiri laringektomi dan pesakit yang bernafas secara separa melalui leher perlu diuji pada dua lokasi iaitu: 1) Hidung dan mulut, serta 2) Stoma. Ujian jenis ini khusus dilakukan pada peringkat saringan atau jangkitan virus yang baru.

Keduanya, pemeriksaan antibodi terhadap virus COVID-19 boleh dilakukan melalui ujian darah. Ujian sebegini adalah untuk memastikan jangkitan virus yang lepas, tanpa menggambarkan situasi jangkitan yang terkini atau aktif. [14]

Keputusan ujian DNA virus yang negatif bermaksud pesakit tersebut tidak dijangkiti semasa ujian tersebut dijalankan. Justeru tu, pemeriksaan ulangan amatlah perlu untuk benar-benar memastikan status jangkitan COVID-19. Pemeriksaan antibodi terhadap virus tidak dapat menunjukkan status jangkitan yang aktif kerana badan memerlukan 1-3 minggu untuk menghasilkan antibodi tersebut setelah dijangkiti. Individu yang telah membentuk antibodi terhadap virus, kebiasaannya terlindung daripada mendapat jangkitan pada kali yang kedua. Walau bagaimanapun, data yang didapati tidak mencukupi untuk menjelaskan tempoh perlindungan tersebut, dan sama ada ianya bersifat kekal atau sementara.

Kesimpulan

Pandemik COVID-19 menuntut norma baru yang perlu diamalkan individu daripada segenap lapisan masyarakat, tidak terkecuali pemandiri laringektomi. Adalah penting buat pemandiri laringektomi untuk memakai pelitup muka dan hidung serta pelitup stoma pada sepanjang masa untuk menghentikan rangkaian jangkitan virus yang merbahaya ini.

Rujukan

1)   Vahl JM, Schuler PJ, Greve J, Laban S, Knopf A, Hoffmann TK. Laryngectomy-still state of the art?. HNO. 2019 Dec;67(12):955-976.

2)   Sani A, Hamoud S. Lokman I. Carcinoma of the larynx in Malaysia. MJM. 1993 47. 297-302.

3)   Pointreau Y, Lafond C, Legouté F, Trémolières P, Servagi-Vernat S, Giraud P, Maingon P, Calais G and Lapeyre M: Radiotherapy of larynx cancers. Cancer Radiother. 20:(Suppl):. S131–S135. 2016.

4)   Gamez ME, Blakaj A, Zoller W, Bonomi M, Blakaj DM. Emerging Concepts and Novel Strategies in Radiation Therapy for Laryngeal Cancer Management. Cancers. 2020; 12(6):1651.

5)   Seo, J., Kim, Y., Park, C. et al. Hypertension is associated with oral, laryngeal, and esophageal cancer: a nationwide population-based study. Sci Rep. 2020; 10, 10291.

6)   Posner MR, Hershock DM, Blajman CR, Mickiewicz E, Winquist E, Gorbounova V, Tjulandin S, Shin DM, Cullen K, Ervin TJ, et al: TAX 324 Study

Group: Cisplatin and fluorouracil alone or with docetaxel in head and neck cancer. N Engl J Med. 357:1705–1715. 2007.

7)   Pignon JP, Bourhis J, Domenge C and Designé L: Chemotherapy added to locoregional treatment for head and neck squamous-cell carcinoma: Three meta-analyses of updated individual data. MACH-NC Collaborative Group. Meta-Analysis of Chemotherapy on Head and Neck Cancer. Lancet. 355:949–955. 2000.

8)   Jie M, Ying L, Xi Y, et al: Induction chemotherapy inpatients with resectable head and neck squamous cell carcinoma: A Meta-analysis. World J Surg Oncol. 11:61–67. 2013.

9)   Spałek J, Deptuła P, Cieśluk M, Strzelecka A, Łysik D, Mystkowska J, Daniluk T, Król G, Góźdź S, Bucki R, Durnaś B, Okła S. Biofilm Growth Causes Damage to Silicone Voice Prostheses in Patients after Surgical Treatment of Locally Advanced Laryngeal Cancer. Pathogens. 2020; 9(10):793.

10)   Craker NC, Gal TJ, Wells L, Schadler A, Pruden S, Aouad RK. Chronic Opioid Use after Laryngeal Cancer Treatment: A VA Study. Otolaryngology–Head and Neck Surgery. 2020;162(4):492-497.

11)   Mawaddah A, Gendeh HS, Lum SG, Marina MB. Upper respiratory tract sampling in COVID-19. Malays J Pathol. 2020 Apr;42(1):23-35.

12)   Azlan AA, Hamzah MR, Sern TJ, Ayub SH, Mohamad E. Public knowledge, attitudes and practices towards COVID-19: A cross-sectional study in Malaysia. PLoS One. 2020 May 21;15(5):e0233668.

13)   Nienhaus A, Hod R. COVID-19 among Health Workers in Germany and Malaysia. Int J Environ Res Public Health. 2020 Jul 7;17(13):4881.

14)   Zainol Rashid Z, Othman SN, Abdul Samat MN, Ali UK, Wong KK. Diagnostic performance of COVID-19 serology assays. Malays J Pathol. 2020 Apr;42(1):13-21.

Mengenai penulis

Dr. Itzhak Brook adalah seorang doktor pakar pediatrik dan penyakit berjangkit. Dia merupakan seorang Profesor Pediatrik di *Georgetown University Washington D.C.* dan bidang kepakarannya adalah jangkitan anaerobik dan jangkitan kepala dan leher termasuk sinusitis. Dia telah melakukan penyelidikan yang luas mengenai jangkitan dan jangkitan saluran pernafasan berikutan pendedahan kepada radiasi pengion. Dr Brook berkhidmat dengan Tentera Laut Amerika Syarikat selama 27 tahun. Dia adalah pengarang enam buah buku teks perubatan, 135 bab buku perubatan dan lebih daripada 750 penerbitan ilmiah. Dia adalah editor utama dan editor bersekutu dari empat jurnal perubatan. Dr Brook merupakan pengarang "*My Voice: A Physician's Personal Experience With Throat Cancer*" dan "*In the Sands of Sinai - A Physician's account on the Yom-Kippur War*". Dia adalah ahli lembaga *Alliance* dan *Cancer Alliance*. Dr Brook adalah penerima Anugerah Kuliah Etika Perubatan J. Conley 2012 oleh *American Academy of Otolaryngology-Head and Neck Surgery*. Dr. Brook didiagnosis menghidap kanser laring pada tahun 2006.

Indeks

adaptasi, 77

air liur buatan, 35, 41

alat elektrolaring, 26, 61, 71

alat HME bebas tangan, 102, 221

alat HME bebas tangan (*hands free*), 102

alat pelembap, 78, 79

alat penukar haba dan kelembapan (*Heat and Moisture Exchanger HME*), 95

alat penukar haba dan kelembapan "*Heat and Moisture Exchanger (HME)*, 87

algoritma, 159

alkohol, 16, 33, 35, 37, 88, 103, 113, 133, 167, 219, 221, 223

altitud tinggi, 79

anemia, 40, 53, 55, 57, 172

angin ahmar, 47, 48

antasid, 37, 132, 134

asid perut, 132, 134

bakteria pneumokokal, 166

batuk berdarah, 18, 82

bercakap ketika makan, 135

bertutur, xiii, 26, 42, 65, 66, 67, 68, 69, 72, 74, 102, 103, 104, 108, 112, 114, 116, 221, 222

bib, 91, 202

biopsi, 20

bius, 28

botox, 144, 145, 146

bronkospasme, 80

bulb, 115, 117, 120, 121, 221, 223

bunuh diri, 177, 183, 184

cecair garam, 78, 81, 219

dehidrasi, 37, 39, 56, 218, 219

deria bau, 126, 127, 147

dietetik, 129

dilatasi, 141, 142, 143, 146

disfagia, 136, 137, 141

diverticulum, 138

doktor gigi, 28

edema, 47, 60, 61

endoskopi, 18, 19, 140

fibrosis, 41, 43, 44, 45, 47, 60, 61, 63, 126, 141, 143, 145, 207

Fibrosis, 43, 44, 45, 60

fistula, 42, 45, 47, 146, 206

fluorida, 43

gastrostomi, 37

gred, 20

gumpalan kahak, 81

hati, 16, 56, 101, 132, 152, 181, 206, 211

hiatus hernia. See

hipotensi ortostatik, 47

hipotiroidisme, 40, 41, 46, 57, 153, 154, 156

hygrometer, 78, 79

imbasan tomografi terkomputer (CT scan), 196

injap suara automatik, 68

insomnia, 40, 57

jangkitan peparu, 92

kahak, 75, 76, 77, 78, 80, 81, 82, 92, 96, 102, 121, 165, 202, 206, 209, 213, 214, 216, 218

kanser berulang, 22, 113, 151

kanser hipofaring, 15

kanser laring, 15, 16, 17, 19, 20, 21, 24, 25, 45, 95, 151, 167, 201, 228

kaset HME, 95

kaunselor, 28

kebas, 42, 54, 58, 59, 64, 80, 152

kebocoran disekeliling prostesis, 111

kebocoran melalui prostesis, 111, 116, 119

kelembapan udara, 76, 77, 218

kelesuan, 40, 57

kemoterapi, xiii, 21, 23, 35, 36, 37, 45, 47, 51, 52, 53, 54, 55, 56, 57, 123, 136, 150, 162, 222

kemurungan, 40, 57, 176, 177, 178, 179, 180, 182, 183, 184, 189

kering mulut, 35

kerosakan kulit, 35

kesakitan, 22, 24, 26, 30, 34, 36, 37, 40, 57,

143, 149, 150, 151, 169, 183, 184, 214

kesakitan oro-fasial, 37

kesan sampingan, 32, 33, 34, 36, 40, 41, 51, 53, 54, 56, 144

kesilapan, 157, 158

kesukaran menelan, 18, 34, 56, 127, 128, 136, 140, 144

kit, 222

kitaran haid, 155

kulat, 37, 109, 112, 116, 117, 118, 122, 123, 124, 128

Lactobacillus acidophilus, 124, 125

laring tiruan pneumatik, 72

laringektomi, 2, xi, xii, xiii, 15, 16, 28, 30, 31, 48, 65, 66, 67, 68, 69, 71, 72, 74, 75, 76, 77, 79, 80, 81, 82, 83, 84, 86, 87, 91, 92, 95, 97, 104, 105, 106, 126, 127, 129, 130, 131, 133, 135, 136, 137, 138, 143, 144, 145, 146, 147, 148, 153, 154, 161, 163, 165, 166, 171, 176, 177, 179, 180, 181, 182, 188, 191, 192, 193, 200, 201, 202, 203, 206, 207, 209, 210, 211, 212, 213, 214, 215, 216, 217, 218, 220, 222, 223, 226

laringektomi total, xi, 15, 137, 202, 213

laringoskopi, 19

lary button, 69

laser, 24, 63

limfa, 16, 18, 19, 25, 58, 59, 61, 62, 64

limfedema, 41, 45, 46, 58, 59, 60, 61, 62, 63, 148

limfedema., 45, 46

makanan yang tersekat, 116, 129, 139

manometri, 140

masa depan, 186

masalah pendengaran, 40, 47

melancong, 111, 217, 220

mencegah kesilapan, 157, 159, 160

merokok, 16, 33, 35, 133, 162, 167

mesin penyedut, 80, 81, 82

metastasis, 16, 195

mikro-organisma, 87, 91

mual, 38, 39, 49

mukositis, 36, 37, 56

mulut kering, 41

muntah, 34, 38, 39, 53, 56

myotomy, 141

neoadjuvant, 52

neutropenia, 54

nutrisi, xii, 52, 56, 113, 120, 124, 127, 128, 129, 153, 162

oksigen hiperbarik, 43, 168, 171

onkologi, 28

osteoradionekrosis, 41, 42, 43, 169, 170, 171, 172, 174

pakar dietetik, 28

pakar gastroenterologi, 140, 143

pakar onkologi, 21, 33, 54

pakar otolaringologi, 21, 131, 139, 143, 145, 152, 162

pakar pertuturan, 28, 66, 70, 109, 121

pakar telinga, hidung dan tekak, 21

pakar Telinga, Hidung dan Tekak, 113

pandangan kedua, 22, 24, 28, 29

paru, 28, 65, 67, 68, 72, 73, 75, 76, 78, 79, 80, 82, 83, 84, 85, 86, 87, 92, 94, 95, 96, 98, 102, 112, 115, 147, 152, 154, 165, 166, 172, 184, 193, 202, 206, 208, 209, 215, 218

pelekat, 69, 87, 88, 90, 98, 99, 100, 101, 102, 103, 104, 210, 221, 223

pencitraan resonans magnetik (MRI scan), 185

pencitraan tomografi positron (PET scan), 196

penerbangan komersial, 218

pengimejan resonan magnetik (MRI scan), 19

pengimejan resonans

magnetik (MRI scan), 194

pengimejan tomografi komputer (CTscan), 19

penguat suara, 74, 104

penjaga, xiii, 81, 151, 159, 189, 190

penyempitan arteri karotid, 47

penyempitan esofagus, 141, 143

perencat pam proton (PPI), 132

pernafasan diafragma, 73

pertuturan esofagus, 69, 70, 203, 213, 214

pertuturan trakeo-esofageal, 67

peti suara, xi, 15, 16, 17, 59, 167

pita suara, 120, 203

platelet, 55

prostesis, xiii, 67, 68, 69, 83, 97, 102, 108, 109, 110, 111, 112, 113, 114, 115, 116, 117, 118, 119, 120, 121, 122, 123, 124, 130, 133, 135, 166, 203, 206, 212, 213, 221, 223

radiografi barium, 140

radioterapi, xi, xiii, 20, 23, 32, 52, 115, 148, 162, 167, 168, 169, 207

rahang, 41, 42, 43, 44, 60, 144, 147, 168, 169, 171

refluks, 113, 114, 127, 131, 132, 133, 134

refluks gastro-esofageal (GERD), 131

rekonstruktif, 21, 25, 30, 43, 135, 142, 143, 207

Remove TM, 88

resusitasi kardiopulmonari (CPR), 214

resusitasi kardio-pulmonari (CPR), 200

saraf tunjang, 46

selesema, 83

senaman, 44, 61, 62

serous otitis media, 47

Skin Prep TM, 89

stenosis, 47, 48

stoma, xiii, 68, 69, 72, 73, 74, 75, 76, 77, 78,

79, 80, 81, 82, 83, 86,
87, 89, 90, 91, 92, 93,
94, 95, 97, 98, 99,
103, 104, 105, 106,
122, 145, 162, 163,
165, 166, 188, 193,
200, 201, 202, 203,
204, 205, 206, 207,
208, 209, 212, 213,
216, 218, 219, 220

sumber sokongan, 191

tahap, 18, 20, 21, 34,
42, 51, 77, 78, 79,
113, 134, 145, 172,
177, 178, 179, 181

tapak, 69, 74, 87, 88,
89, 91, 95, 98, 99,
100, 101, 102, 103,
104, 206, 221, 223

tekanan darah tinggi,
48, 148

tekanan perasaan, 27,
61

teknik menguap sopan,
147

tersedak, 46, 90, 91, 92,
93, 141, 193

thyroxine, 155

tiub laringektomi, 69,
87, 95

tiub saluran makan, 37

tiub trakeostomi, 46,
87, 89, 95, 203, 206

tomografi pelepasan
positron (PET scan),
185

tomografi terkomputer
(CT scan), 185

trakea, 67, 68, 75, 76,
77, 78, 79, 80, 82, 83,
86, 87, 90, 92, 103,
108, 114, 121, 124,
130, 144, 165, 202,
203, 206, 208, 209,
213, 218

trismus, 40, 42, 43, 44,
60, 126

tusukan trakeo-
esofageal , TEP, 67

ujian telan barium
(barium swallow), 20

ulser mulut, 56

vaksinasi influenza, 163

videofluoroskopi, 140

virus, 16, 37, 91, 96,
163, 164, 165, 166

virus human papilloma,
16

xerostomia, 35, 41, 167

www.ingramcontent.com/pod-product-compliance
Lightning Source LLC
Chambersburg PA
CBHW070529220526
45467CB00003B/915